CONFÉRENCES CLINIQUES

SUR LES

MALADIES DU LARYNX

ET DES PREMIÈRES VOIES

PREMIÈRE ET DEUXIÈME LEÇON

Objet du cours. — Image laryngienne. — Mode opératoire et instruments.

SOMMAIRE. — Objet et limites de ce cours. — Utilité du laryngoscope. — Formation et analyse de l'image laryngée. — Procédé d'exploration, ses difficultés : langue, luette, amygdales, épiglotte ; spasmes. — Rhinoscopie. — Appareils laryngoscopiques : 1° sources de lumière ; 2° laryngoscopes par réflexion et par réfraction ; 3° instruments d'exploration ; 4° instruments de traitement.

Messieurs,

Nous sommes ici réunis pour étudier ensemble les *maladies du larynx*, ou, pour mieux dire, les maladies de l'organe vocal et des organes voisins, que l'on doit examiner au moyen du laryngoscope. Il existe, en effet, une telle connexion entre les premières voies respiratoires et digestives qu'il est impossible de séparer dans la pratique les maladies qui les affectent, comme on le ferait dans un traité de pathologie théorique. Aussi, à côté des affections du *larynx*, on est à tout moment obligé de décrire celles du *pharynx*, des *fosses nasales*, de la *trompe d'Eustache*, et de

ISAMBERT.

1

la *bouche* qui accompagnent ou compliquent les premières.

Ce cadre serait beaucoup trop vaste pour être rempli dans le peu de temps dont nous disposons. Aussi éliminerons-nous toutes celles de ces affections qui ont été bien étudiées depuis longtemps et pour lesquelles le laryngoscope a très-peu de chose à nous apprendre : Telles sont les *angines laryngées* et *pharyngées aiguës*, bien décrites partout. Tel est encore le *croup*, dont il existe de si excellentes descriptions depuis Bretonneau et Trousseau. Dans ces maladies, l'état douloureux des parties, et souvent l'âge des malades ne permettent de recourir au laryngoscope que dans des circonstances tout-à-fait exceptionnelles.

Nous préférons vous parler des types morbides dont le laryngoscope a renouvelé l'étude, surtout des maladies chroniques du larynx, sur lesquelles l'emploi de cet instrument a jeté un jour tout nouveau. Cependant les connaissances que nous avons sur ce sujet sont loin d'être complètes, la science est encore à faire : chaque jour apporte une pierre nouvelle à l'édifice de la pathologie laryngée ! Aussi, dans le cours des études que nous entreprenons, nous nous garderons de prendre le ton dogmatique et de poser des lois pathologiques absolues : les résultats que nous tâcherons de vous faire constater avec nous, nous ne les considérons que comme une contribution apportée à la connaissance de la pathologie laryngée. L'expérience et le temps pourront seuls consacrer les lois que nous chercherons à établir et combler les lacunes qui existent encore. Ainsi, les lésions du larynx dans les fièvres sont un sujet sur lequel nous avons encore à peu près tout à apprendre.

C'est donc, en résumé, un cours pratique de laryngoscopie que nous inaugurons.

Qu'est-ce d'abord que le laryngoscope ? C'est un spéculum, dans le sens étymologique du mot, c'est un miroir.

La première idée du laryngoscope appartient au chanteur Garcia qui se proposait d'étudier les modifications du larynx dans la phonation et le chant. Mais il se servait d'instruments imparfaits ; il employait le miroir des dentistes, et, comme moyen d'éclairage, la lumière diffuse. Les résultats physiologiques auxquels il arriva furent de peu de valeur. Czermak (de Pesth) et Türck (de Vienne), chacun de leur côté, modifièrent l'instrument de Garcia, et l'appliquèrent avec succès à l'étude de la pathologie laryngée. Une question de priorité s'est élevée entre ces deux savants, morts aujourd'hui. Nous ne chercherons pas à la résoudre ici. Reconnaissons les services qu'ils ont rendu tous les deux. Mackenzie cultiva avec éclat la laryngoscopie en Angleterre. En France, il fallut que Czermack vint lui-même à Paris nous l'enseigner. Malgré cela, le nouveau mode d'exploration eut à lutter contre l'indifférence et la routine; il est un âge dans la vie où l'on n'aime pas à retourner à l'école : il est des positions scientifiques où l'on n'aime pas à avouer son inexpérience ; le nombre de ceux qui se mettent franchement à étudier une méthode nouvelle est restreint; il est plus commode de lui opposer de superbes dédains. Aussi la laryngoscopie rencontra-t-elle chez nous peu d'appui dans les sphères officielles et fut-elle abandonnée aux spécialistes de la ville. Cependant M. Cusco, un des premiers, encouragea cette étude, d'abord à l'hôpital du Midi, puis ici même à l'hôpital Lariboisière.

Enfin, nous-même, en 1871, nous avons pu l'introduire dans les cliniques officielles de la Faculté, à la Charité, et dans les cours complémentaires des agrégés. C'est cet enseignement que nous voulons continuer ici; car, à la routine, on ne peut opposer que la persévérance.

L'emploi du miroir dans les maladies du larynx a modifié complétement les données que l'on avait de la pathologie laryngée. Un nouveau chapitre de pathologie a été créé. Aussi n'est-il pas plus permis de parler désormais des maladies du larynx sans faire usage du laryngoscope que de celles des yeux, sans l'ophthalmoscope, de celles de l'oreille sans l'otoscope, de celles de l'utérus sans le spéculum et même des maladies de poitrine sans parler du stéthoscope et du plessimètre.

C'est ce que l'on reconnait généralement aujourd'hui, au moins dans les jeunes générations médicales. D'une façon générale, tout le monde admet la nécessité de l'emploi du miroir en pathologie laryngée, et votre présence ici prouve que, dès qu'une occasion d'études est offerte, il se trouve un public pour en profiter.

D'un autre côté, il faut avouer qu'on a exagéré le côté chirurgical de la laryngoscopie. On fut frappé tout d'abord des résultats brillants qu'elle a donnés pour l'extraction des tumeurs et polypes du larynx qui réclamaient autrefois des opérations sanglantes. Le traitement des polypes devint une véritable spécialité. Or, Messieurs, ces polypes n'existent que dans une proportion assez faible, relativement aux autres maladies du larynx. A peine représentent-ils trois ou quatre pour cent des maladies observées.

Les opérations délicates nécessitées pour l'extraction de ces tumeurs, seront entièrement du domaine des personnes exercées et constitueront, en effet, une spécialité.

Mais il existe à côté de ces affections spéciales, une pathologie courante du larynx, que tout médecin doit aujourd'hui connaître. La laryngoscopie, en effet, est non-seulement indispensable pour les maladies laryngées, proprement dites, mais elle est souvent de la plus grande utilité pour le diagnostic de quelques maladies étrangères au larynx.

C'est ainsi qu'un grand nombre de malades sont atteints d'aphonies que l'on attribue à des inflammations chroniques du larynx, plus ou moins profondes. Ils sont traités infructueusement par les moyens les plus variés, gargarismes, pulvérisation, eaux minérales, vésicatoires, cautères même au-devant du cou, etc. On pratique l'examen laryngoscopique, et l'on reconnait, en l'absence de toute lésion matérielle des cordes vocales, que l'on a affaire soit à des névroses (parésie hystérique), soit à des maladies extra-laryngées agissant indirectement sur le larynx, telles que des anévrysmes de l'aorte, des adénopathies bronchiques avec compression des récurrents. Par le laryngoscope on pourra quelquefois soupçonner des tumeurs cérébrales produisant l'aphonie, en raison de leur siége au niveau des origines du pneumogastrique et du spinal. Aussi, dès qu'un malade présente de l'aphonie ou du cornage, l'examen laryngoscopique devient nécessaire.

Dans des cas d'un autre ordre le laryngoscope fait reconnaître sur le larynx des traces de *syphilis* ancienne, qui donnent l'explication d'accidents lointains dont la nature fût autrement restée douteuse.

Ce que nous disons de la syphilis est applicable à la *scrofule*, et le sera bientôt, nous l'espérons, à l'*herpétisme* et à l'*arthritisme*.

Le *cancer du larynx* (ce cancer est le plus souvent primitif) ne pourra être reconnu qu'au moyen du laryngoscope. Là encore le miroir, en nous révélant une lésion diathésique aussi grave, nous permet de porter à temps un pronostic dont l'évènement ne démontrera que trop la justesse.

Les exemples que je viens de vous donner font voir combien il est désirable que tout médecin sache se servir du laryngoscope. Il n'est pas moins nécessaire qu'il puisse porter directement des topiques sur le larynx. Nous verrons, en effet, plus tard, que la plupart des affections laryngées peuvent être très-avantageusement modifiées par un traitement topique régulier.

Il importe donc d'étudier avec soin la pathologie laryngée, au point de vue du diagnostic et du traitement; mais il faut le faire en appliquant toujours à cette pathologie spéciale, les idées d'une saine pathologie générale. C'est dans cet esprit que vous me verrez constamment procéder dans nos conférences pratiques.

Toutefois, avant d'aborder l'étude de la pathologie laryngée proprement dite, et pour nous mettre en état de commencer aujourd'hui même nos exercices pratiques, je dois vous dire quelques mots de l'*anatomie* du larynx et surtout de la formation des images laryngées. Vous connaissez tous la structure anatomique du larynx et il suffit, pour rafraîchir vos mémoires de recourir aux livres classiques. Nous rappellerons seulement, lorsque le besoin s'en fera sentir dans nos descriptions cliniques, les notions d'anatomie qui servent à éclairer les points particuliers de la pathologie. Quant à la physiologie laryngée, elle en est encore aux études théoriques ; tout ce que l'on a prétendu tirer du laryngoscope pour les théories de la voix et du chant me semble encore prématuré, et je compte n'en pas parler dans ces conférences : la pathologie nous offre un champ suffisant.

Je ne vous parlerai donc de l'anatomie du larynx qu'au point de vue de l'image qui nous en est donnée par le miroir : je dirai comment se forme cette image, et je passerai brièvement en revue les différentes parties qui la constituent.

Disons d'abord que l'inspection de la bouche, telle qu'on peut la pratiquer en déprimant la langue avec un abaisse-langue ou en l'attirant au dehors avec une compresse, est très-bornée. On ne voit que l'entrée du pharynx, le voile du palais avec ses piliers et les amygdales. — Cet examen peut s'étendre un peu plus loin si l'on fait faire au malade de larges inspirations ; le chant facilite aussi cette exploration, et l'on aperçoit une portion plus ou moins étendue de la paroi postérieure du pharynx. Quant à la partie inférieure du pharynx et au larynx situé au-devant d'elle, quant à sa partie supérieure, arrière-cavité des fosses nasales et trompe d'Eustache, l'examen n'en est pas possible directement. C'est à peine si, sur quelques sujets, on peut apercevoir le sommet de l'épiglotte. L'emploi du miroir est indispensable.

Lorsqu'on examine le larynx au miroir, on aperçoit une image dont les divers linéaments se projettent à peu près sur un même plan ; les parties qui composent une image laryngée sont, en réalité, situées à des profondeurs très-différentes, mais comme elles sont concentriques ou emboîtées les unes dans les autres, elles apparaissent dans le miroir comme une image plane où il serait assez difficile d'apprécier la distance réelle et la position respective de ces diverses parties, si l'anatomie ne nous les avait déjà fait connaître.

L'image laryngée se montre dans un plan vertical. Il

importe d'analyser cette image et de nous habituer à en
bien distinguer les parties. — Disons d'abord qu'il n'y a
pas, comme on le croit généralement, comme on l'a écrit
quelquefois, de retournement de l'image ; d'abord, le miroir dont nous nous servons est un miroir plan ; il ne
produit donc pas les entrecroisements de rayons, les
foyers, les renversements d'image, auxquels donnent lieu
les miroirs courbes. Il en résulte déjà qu'il n'existe aucun renversement de droite à gauche ou de gauche à
droite : ce qui est à droite sur le sujet est également à
droite dans le miroir. Il n'y a pas d'autre renversement
que celui qui résulte de la position relative de l'observateur et du sujet. Mais c'est un point avec lequel tout ana-
tomiste est familiarisé : nous savons tous que la partie
droite d'un malade placé en face de nous est à notre gauche et réciproquement.

Y a-t-il maintenant un renversement d'avant en arrière ? La chose est affirmée dans quelques traités de laryngoscopie, où l'on met en regard deux images laryngiennes : la première (fig. 1) telle que le miroir la montre
à l'observateur, la seconde (fig. 2) telle que le patient la

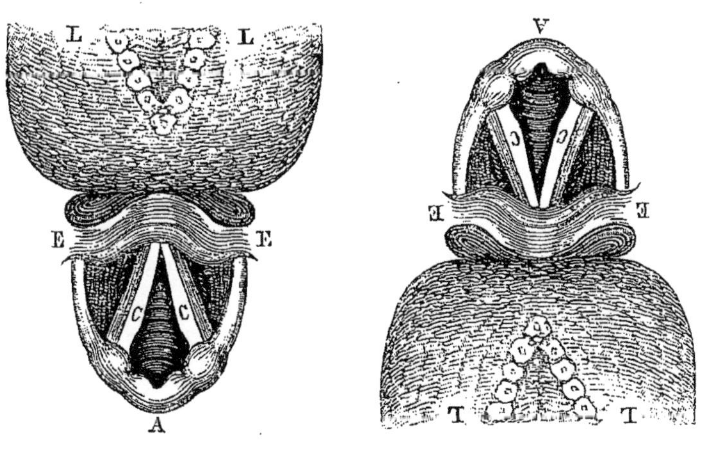

Fig. 1.   *Fig. 2.*

Figures indiquant le prétendu renversement de l'image.

verrait s'il faisait sur le papier la projection de son propre larynx ; ce que l'on méconnaît ici, c'est que c'est le dessinateur qui achève le retournement en projetant les deux images sur un même plan horizontal, mais dans la pratique, si une des images, celle du sujet, est sur un plan horizontal, l'autre, celle du miroir, *apparaît dans un plan vertical* ; elle est donc seulement relevée à 90 degrés : et pour réaliser cette image verticale, il suffit de donner au miroir une inclinaison qui forme avec l'horizontale un angle de 45 degrés. C'est ce dont on se rend facilement compte en regardant avec un miroir incliné à 45° la figure n° 2 : on voit reparaître l'image n° 1 dans un plan vertical. La figure n° 3 explique également la marche des rayons lumineux et la direction de l'image. Rappelons-nous cette

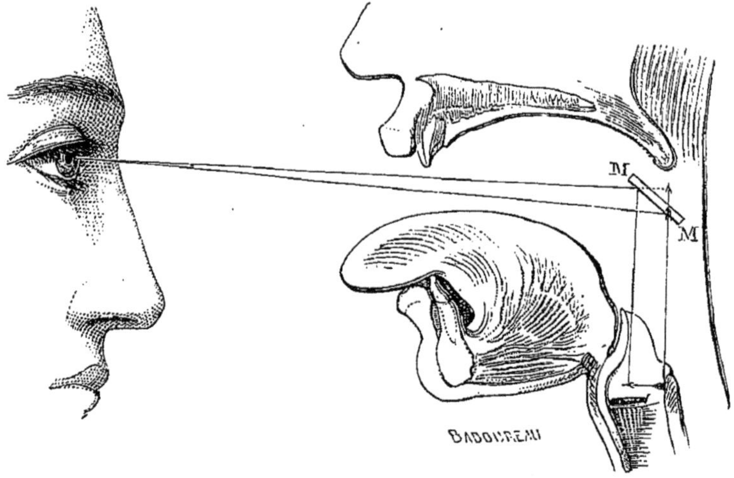

Fig. 5.

Marche des rayons lumineux et positions relatives de l'image et des parties.

loi d'optique que l'angle de réflexion est égal à l'angle d'incidence ; or, ici, une des deux lignes, celle d'incidence, est à peu près fixe et rapprochée de l'horizontale ; c'est à la fois le rayon lumineux fourni par le laryngoscope et le rayon visuel de l'observateur ; l'autre, la ligne réfléchie, sera à peu près verticale et dans une direction convenable pour atteindre le larynx, lorsque le miroir M M occupera la position indiquée dans la figure ci-jointe.

La partie du miroir dans laquelle se réfléchissent les régions antérieures du larynx est la plus élevée, de telle sorte que ce qui est en avant dans le larynx paraîtra en haut dans le miroir ; (voir la pointe de la flèche dans la figure 3, ci-dessus) les parties postérieures, au contraire, paraissent en bas. (Voir les barbes de la flèche dans la même figure.) — Il n'y a là rien que de très-simple pour l'observateur, tant qu'il se borne à regarder et à porter un diagnostic ; mais, s'il s'agit de pratiquer une opération ou de porter des topiques sur le larynx, ce relèvement à 90 degrés, si simple qu'il soit, constitue un trompe-l'œil, une cause d'erreur contre laquelle l'habitude seule pourra vous prémunir. — Quand on porte des topiques sur les régions postérieures du larynx, il suffit de se laisser guider par l'image et d'enfoncer de plus en plus l'instrument *en bas* et *en arrière*. La seule difficulté est qu'au début on n'enfonce jamais assez. Si, au contraire l'on veut atteindre les parties antérieures, la commissure antérieure des cordes vocales, il faut que le jugement rectifie l'erreur de la vue ; ces parties antérieures que l'image nous montre en haut, sont en réalité sur le même plan que ces parties postérieures qui nous paraissent et qui sont réellement en bas ; de sorte, que l'instrument devra être enfoncé aussi profondément que si l'on voulait atteindre la partie postérieure de la glotte, puis ramené en avant par un mouvement de bascule imprimé au manche de l'instrument. Ce n'est que par l'habitude que l'on arrive à triompher de cette erreur de la vue.

Les parties qui apparaissent les premières dans le miroir, lorsqu'on avance peu à peu celui-ci vers le fond de la gorge, sont d'avant en arrière :

La base de la langue, le ligament glosso-épiglottique, bordé de chaque côté par la fossette épiglottique, l'épiglotte : puis, sur un plan plus profond, les éminences aryténoïdiennes reliées aux bords de l'épiglotte par les replis aryténo-épiglottiques. Ce n'est qu'un instant après que l'on aperçoit les cordes vocales, placées sur un plan plus inférieur encore, entre les deux séries d'éminences que nous venons de mentionner, au fond d'une sorte d'*infundibulum* constitué par ce qu'on appelle les *fosses innominées*. Elles sont souvent difficiles à voir et même totalement cachées quand les parties précédemment énumérées sont très-développées. Leur examen est cependant le plus important : *qui n'a pas vu les cordes vocales n'a pas vu le larynx.*

Les cordes vocales inférieures, les cordes vocales vraies, apparaissent sous forme de deux cordons plats, blancs et nacrés comme des dents blanches et bien conservées.

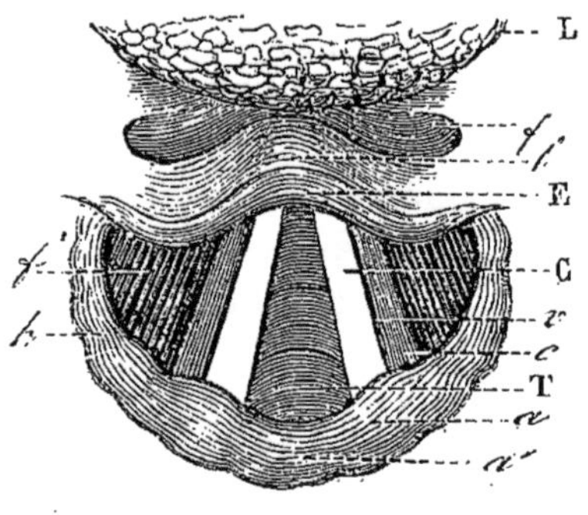

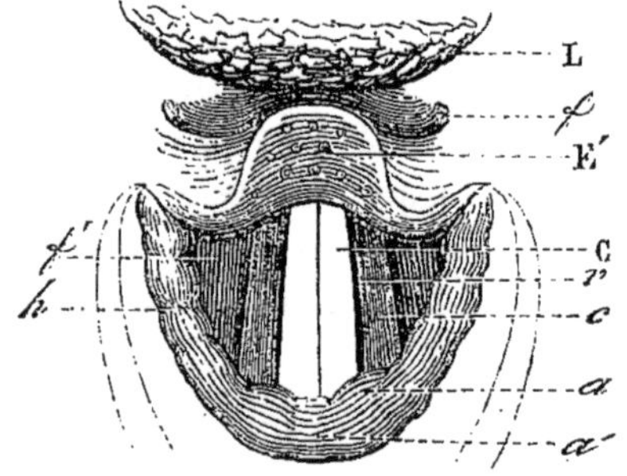

L Base de la langue.	*c*	Cordes vocales supérieures.
f Fossettes epiglottiques.	*v*	Ventricules du larynx.
l Repli glosso-épiglottique.	*f'*	Fosses innominées.
E Épiglotte (face antérieure).	*h*	Replis ary-épiglottiques.
E' Épiglotte (face postérieure).	*a*	Éminences aryténoïdiennes.
C Cordes vocales inférieures, ou cordes vocales véritables.	*a'*	Commissure aryténoïdienne.

Fig. 4.

Détails de l'image laryngoscopique dans l'inspiration et dans la phonation.

Quand elles sont réunies pour la phonation (fig. 4, image

inférieure), elles sont séparées par une ligne horizontale, parfaitement droite dans toute son étendue.

On sait que Longet a beaucoup insisté sur la formation d'une glotte inter-aryténoïdienne, sensible chez les jeunes animaux, laquelle resterait ouverte, même quand les cordes vocales sont rapprochées. Cette glotte inter-aryténoïdienne n'existe pas chez l'homme, où les lèvres de la glotte sont également rapprochées sur toute leur étendue pendant la phonation. Cependant, chez quelques sujets, les apophyses antérieures et internes des cartilages aryténoïdes font une légère saillie, au-delà de laquelle la partie du bord libre des cordes vocales située plus en arrière semble s'incliner en dehors ; il en résulte une partie un peu plus élargie, plus évasée de l'orifice glottique en arrière. C'est le rudiment de la glotte aryténoïdienne de Longet. Mais cette disposition n'est ordinairement qu'ébauchée ; elle disparait complétement par l'affrontement des cordes vocales, quand la tension de celles-ci est parfaite.

Pendant l'inspiration, les cordes vocales sont écartées ; l'espace qu'elles limitent forme un triangle, dont la base est en bas sur l'image, c'est-à-dire en arrière sur le sujet, et le sommet en haut sur l'image, c'est-à-dire en avant sur le sujet ; sur un plan un peu supérieur aux cordes vocales inférieures, ou vraies une fente longitudinale indique l'orifice des ventricules du larynx et le bord libre de ce qu'on a appelé les cordes vocales supérieures. Ce nom de cordes vocales est ici fort impropre, car ces replis ne contenant aucun élément contractile, ni fibreux, et, n'étant pas susceptibles de tension, ils ne jouent aucun rôle dans le mécanisme de la voix. Ils mériteraient plutôt le nom de bandes ventriculaires, qu'on leur donne en Angleterre. Leur rôle paraît consister à produire l'occlusion du ventricule laryngien.

Quant aux ventricules du larynx, dont ces replis forment la limite supérieurement, ils paraissent destinés à verser sur les cordes vocales le mucus sécrété par les nombreuses glandes qui tapissent leurs parois.

Enfin, tout-à-fait profondément, lorsque la glotte est

ouverte, on aperçoit des arcs de cercle concentriques, alternativement blancs et sombres ; ce sont les cerceaux de la trachée ; on peut en voir trois ou quatre, quelquefois plus, quelquefois moins. Chez certains sujets, on parvient même à distinguer la bifurcation de la trachée ; l'image présente alors une saillie formée par l'onglet des bronches vivement éclairé, et de chaque côté, deux fossettes sombres, rondes ou ovales ; ce sont les ouvertures des bronches. Les sujets chez lesquels cette exploration est possible, sont peu nombreux, aussi a-t-on assez rarement l'occasion de voir la bifurcation de la trachée. Cependant l'examen laryngoscopique permettra quelquefois de reconnaître des tumeurs trachéales, et pourra permettre de les atteindre, à la rigueur lorsqu'elles seront très-rapprochées des cordes vocales.

Pour pratiquer l'examen laryngoscopique, on fait placer le malade devant soi, assis sur un tabouret à vis, que l'on peut élever ou abaisser suivant la taille du sujet. On saisit la langue entre le pouce et l'index de la main gauche au moyen d'une compresse destinée à empêcher l'organe de glisser entre les doigts, et on l'attire au dehors; puis on introduit le miroir laryngien, tenu comme une plume à écrire. On conduit le plan du miroir parallèlement à la langue et au voile du palais, en évitant de toucher l'un et l'autre, ce qui provoquerait des mouvements réflexes et des vomituritions. On va directement à la luette, que l'on refoule doucement sur le dos du miroir. Tout cela doit être fait avec beaucoup de douceur. L'image laryngienne apparaît alors; on en fait venir successivement toutes les parties dans l'ordre énuméré plus haut, en relevant légèrement le manche de l'instrument.

Le miroir peut servir également à l'inspection des fosses nasales. On tourne la face réfléchissante en haut et en arrière du voile du palais, et l'on aperçoit alors la face postérieure de la luette, celle du voile du palais et l'orifice postérieur des fosses nasales séparées par un onglet vertical : c'est la cloison ; chez quelques sujets, on peut distinguer les cornets.

Pour voir les trompes d'Eustache, on portera la face réfléchissante du miroir toujours en haut, mais de côté, incliné obliquement à 45 degrés, dans le pharynx, de telle sorte que le miroir touche le pilier postérieur du côté opposé, et que le manche porte sur la commissure labiale du côté même de la trompe que l'on veut examiner (1).

Il faut soigneusement éviter de faire rouler le miroir entre les doigts; ce mouvement provoquerait des spasmes qui empêcheraient l'examen. Aussi, faut-il préférer, au moins pour les commençants, les miroirs carrés aux miroirs ronds, qui tournent trop facilement. Le miroir carré doit être introduit de telle sorte que son bord inférieur soit *horizontal* et *parallèle au plan de la langue*. Sans cette précaution, les angles supérieurs et inférieurs toucheraient le voile du palais et la base de la langue; les angles latéraux toucheraient les piliers. Or, ce sont des parties qu'il faut éviter avec le plus grand soin. Pour faire apparaître successivement les différentes parties du larynx, on n'a plus qu'à faire mouvoir très-doucement le miroir en relevant le manche, de manière à rapprocher d'autant plus le plan du miroir lui-même de la verticale que l'on voudra voir plus avant derrière l'épiglotte. Tous ces mouvements doivent être faits avec lenteur, avec douceur, d'une façon presque insensible. C'est en cela que consiste la légèreté de main, et par suite, le succès de l'opération.

Nous venons d'indiquer d'une façon générale le mode opératoire, qui doit être employé lorsque l'on veut pratiquer l'examen laryngoscopique. Il nous reste à parler de quelques difficultés que l'on peut rencontrer, soit pour l'exploration du larynx, soit pour les opérations que l'on veut pratiquer sur cet organe avec l'aide du miroir.

A. Nous allons d'abord passer en revue les difficultés de

---

(1) Nous avons fait construire par M. Tramond, une tête artificielle, la bouche ouverte, où sont exactement figurées l'entrée du larynx et les ouvertures des trompes et des fosses nasales. Cette tête permet aux commençants de se rendre un compte exact des différentes positions du miroir pour l'examen, et plus tard de s'exercer au maniement des éponges laryngées, pinces à polypes, etc.

l'exploration successivement dans les divers temps de l'examen :

1° La position à donner au malade est très-importante, il faut que le point, sur lequel tombent les rayons lumineux, soit à peu près invariable et ne soit situé ni trop haut ni trop bas. S'il est trop haut, la vue ne pénètre pas suffisamment derrière l'épiglotte; s'il est trop bas, l'ombre portée par la base de la langue cache plus ou moins complétement l'image. Le rayon d'incidence doit tomber à peu près *sur la racine de la luette.* L'image est alors vivement éclairée.

Pour obtenir ce résultat, le malade pourra être placé sur un tabouret à vis, qu'on relève ou qu'on abaisse suivant la taille du sujet. Celui-ci devra être assis sans raideur ; on lui recommandera de ne s'élever ni de s'abaisser sur ses reins, de manière que la position prise par lui reste à peu près fixe pendant l'examen. Malgré ces recommandations, il se produit à chaque instant des variations dans la position du malade qui se relève ou s'affaisse plus ou moins. Pour y remédier, on a imaginé une table mobile (table de Fauvel) dont le centre portant le foyer de lumière peut, au moyen d'une vis, être levé ou baissé suivant la taille du malade. Mais, avec ce moyen, on ne peut suivre assez rapidement les changements de position qui se produisent. Ce but est bien mieux atteint par les laryngoscopes à lentille mobile, dont nous vous parlerons tout-à-l'heure.

2° On fait ensuite ouvrir la bouche au malade. Il semble d'abord étonnant que ce temps de l'exploration puisse présenter la moindre difficulté. Il y a cependant des gens auxquels il est presque impossible de faire écarter convenablement les mâchoires. Ce sont ordinairement des sujets très-nerveux. On triomphera assez facilement de ces premières difficultés avec de la patience : l'éducation du malade se fait peu à peu, et l'examen finit par devenir plus aisé. Il n'en est pas de même quand le défaut d'écartement des mâchoires tient à une conformation vicieuse particulière ou à une sorte d'ankylose des articulations temporo-maxillaires. On ne peut alors introduire le miroir que d'une façon très-imparfaite, et l'examen sérieux du larynx est parfois tout à fait impossible.

Dans les cas plus ordinaires où il n'y a pas d'obstacle matériel, mais seulement impéritie ou indolence du malade, il suffit de prévenir à plusieurs reprises celui-ci en frappant légèrement l'arcade dentaire supérieure avec le dos du miroir, ou en faisant renverser plus ou moins la tête en arrière. Enfin, quelquefois, des moustaches très-longues et retombant au-devant de la bouche peuvent cacher une partie de l'image. Il est toujours facile de les couper ou tout au moins de les écarter.

3° Le malade doit faire sortir sa langue de sa bouche, et le médecin la maintient au-dehors. Certains sujets, inintelligents ou très-nerveux, éprouvent quelques difficultés à pousser la langue plus loin que les arcades dentaires ou que les lèvres ; il faut cependant que la pointe de la langue touche presque le menton. En même temps, on enseigne au malade à creuser la langue en gouttière vers sa base, de sorte qu'il y ait un plus grand espace dans le fond de la bouche pour le passage des faisceaux lumineux. Sans cette précaution, la base de la langue se renfle ou vient s'appliquer sur le miroir en cachant complétement l'image. C'est par l'éducation du malade que l'on arrive à vaincre cette petite difficulté. En tout cas, il faut bien retenir ce précepte que le rôle du médecin se borne à maintenir la langue ; il ne doit jamais tirer dessus, c'est au malade de la pousser suffisamment au-dehors. On profite de l'ouverture de la bouche et de l'aplatissement de la langue pour explorer la cavité buccale, puis on prend le miroir.

4° Avant de se servir d'un miroir, il est toujours absolument indispensable de s'assurer de sa propreté. Cela est surtout nécessaire dans une clinique comme celle-ci où l'on examine successivement un grand nombre de malades, atteints souvent de maladies contagieuses. Ayons toujours présents à l'esprit les accidents déplorables de contamination auxquels un médecin auriste, mort depuis plusieurs années, avait donné lieu par sa négligence à cet égard. Aussi faut-il laver avec soin le miroir après chaque examen. Nous

nous servons pour cela d'une solution de permanganate de potasse dont on connaît les propriétés. désinfectantes. On essuie ensuite avec soin le miroir pour le sécher, puis on le chauffe légèrement: sans cette précaution, l'haleine du sujet déposerait sur la glace une légère buée qui ternirait l'image: quelques médecins, pour laver et chauffer le miroir en même temps, le plongent dans l'eau chaude : cela a plusieurs inconvénients, d'abord, il reste toujours sur la glace une couche mince de liquide qui rend l'image moins nette, et puis quelques gouttes de liquide, s'introduisant dans la sertissure du miroir, glissent entre la glace et sa garniture métallique, et finissent par en altérer plus ou moins le tain. Cette détérioration du miroir se produit quelquefois instantanément quand on le chauffe sans l'avoir bien essuyé. Une sorte de fusée de vapeur s'introduit derrière la glace et la met hors de service.

Il est plus simple et plus sûr de chauffer le miroir bien séché soit au-dessus de la lampe même du laryngoscope, soit sur une lampe à alcool. Mais, encore ici, il faut avoir bien soin de ne pas présenter à la flamme la face métallique du miroir; en effet, le métal atteint rapidement une température assez haute, et comme il est en contact immédiat avec le tain de la glace, ce tain serait vite fondu par la chaleur, et en quelques instants le miroir pourrait être hors d'usage. Il faut donc toujours le chauffer par sa face réfléchissante ; avec ces précautions, un miroir doit durer plusieurs mois.

Avant d'introduire le miroir dans la bouche, l'opérateur l'essayera sur sa propre main ou sur sa joue, pour s'assurer que sa température n'est pas trop élevée.

5° La luette peut constituer un obstacle à l'examen laryngoscopique par son volume extrême, soit que ce volume résulte d'une disposition congénitale, soit que la luette soit œdématiée ou gonflée par des glandules hypertrophiées. Toute la partie de la luette, qui dépasse le bord inférieur du miroir, s'y réfléchit et vient se placer au-devant de l'image laryngienne. On peut quelquefois ramasser en quelque sorte la luette avec l'angle inférieur du miroir.

pour la repousser tout entière sur la face postérieure de cet instrument.

Mais il faut avouer que cette procidence de la luette, très-gênante pour les commençants, devient peu importante quand on a acquis un peu l'habitude du laryngoscope. On finit par faire abstraction de cette image importune, et par ne plus guère apercevoir dans le miroir que le larynx lors même que la pointe de la luette y serait en partie réfléchie. Néanmoins, on a inventé un grand nombre d'instruments pour remédier à cet inconvénient : ce sont les relève-luette ; les principaux sont le relève-luette en fourche et le relève-luette en cuiller. Mais leur grand inconvénient c'est que, lorsque l'on tient le miroir et le relève-luette, les deux mains sont occupées; il est alors impossible de se servir d'aucun autre instrument. Pour remédier à cela, j'avais imaginé un miroir portant sur la face postérieure une sorte de petite corbeille dans laquelle se plaçait la luette de sorte que le miroir servait en même temps de relève-luette. Mais j'en ai depuis longtemps abandonné l'usage.

Pour qui a l'habitude du laryngoscope, la luette n'est pas, en général, un obstacle sérieux, cependant lorsqu'elle est trop développée on peut chercher à en diminuer le volume par des cautérisations avec le nitrate d'argent, par exemple. On a même conseillé d'en pratiquer l'excision préalable, mais on a singulièrement abusé de cette petite opération. Quelque facile, quelque inoffensive qu'elle soit, on ne doit pas cependant y recourir pour un motif aussi futile. Il faut la réserver pour les cas où la luette est largement ulcérée à sa base. Dans ces cas, elle se détache souvent elle-même, naturellement, et alors l'ulcération guérit avec rapidité. L'indication est donc d'imiter la marche de la nature et de pratiquer l'incision toutes les fois que les ulcérations sont assez vastes pour menacer l'intégrité du voile du palais lui-même. On pourra encore la pratiquer quand la luette extrêmement procidente chatouille l'orifice supérieur du larynx ou la base de la langue. Mais on a aussi fort exagéré le nombre des cas dans lesquels cela est nécessaire. Quoi qu'il en soit on ne doit pas exciser la luette dans le seul but de faciliter l'examen du larynx ; on n'est autorisé à prendre ainsi ses aises que pour aller à la recherche de quelque lésion grave de la région sus-palatine du pharynx. En dehors de ces cas, cette opération ne doit être décidée que par des raisons d'ordre pathologique.

6° Les amygdales hypertrophiées gênent parfois beaucoup en rétrécissant l'isthme du gosier, au point de ne plus laisser la place nécessaire pour placer le miroir dans la gorge. On y parvient quelquefois en se servant de miroirs ronds très-petits. Il n'en est pas moins vrai que l'hypertrophie des amygdales constitue parfois un obstacle assez sérieux, pour qu'on doive attendre avant de pratiquer l'examen que leur volume ait diminué.

Les astringents donnent peu de résultats. Nous en avons obtenu de meilleurs par l'emploi du gargarisme iodé (iode métalloïde et iodure de potassium). Quelquefois enfin, on devra recourir à l'excision, mais ce que nous venons dire de l'excision de la luette est applicable en tous points à celle des amygdales. Ajoutons de plus que l'amygdalotomie, opération si innocente chez l'enfant, peut être suivie chez l'adulte d'hémorrhagies graves pour lesquelles on a dû parfois recourir au fer rouge.

7° Mais les difficultés les plus sérieuses proviennent ordinairement de la position de l'épiglotte. L'épiglotte est un opercule qui ne doit s'appliquer sur le larynx que dans des circonstances déterminées, en dehors desquelles elle est assez relevée pour que l'orifice supérieur du larynx soit parfaitement libre. La distance qui sépare alors l'épiglotte de la glotte est toujours assez grande pour permettre au rayon réfléchi par le miroir de pénétrer jusqu'aux cordes vocales. Quelquefois, cependant, l'épiglotte est beaucoup plus inclinée qu'à l'état normal sur l'infundibulum du larynx, de sorte qu'elle cache alors plus ou moins complétement les cordes vocales.

Dans ces cas de procidence de l'épiglotte, il est bon de faire respirer tranquillement le malade, de lui faire faire des mouvements alternatifs et réguliers d'inspiration et d'expiration, puis de le faire chanter et de lui faire émettre des notes un peu hautes.

On peut ainsi faciliter l'examen, grâce au mouvement d'élévation total du larynx qui se produit lors de l'émission des sons élevés. Malheureusement il y a des malades absolument dépourvus d'*oreille* musicale. Il est impossible de leur faire comprendre ce que c'est qu'une note haute ou une note basse ; d'autres entendent bien la différence du son, mais le chant leur est tellement étranger que, malgré toute leur bonne volonté, ils ne peuvent émettre les sons que vous leur indiquez, ou ils se livrent à des efforts considérables qui produisent l'astriction du pha-

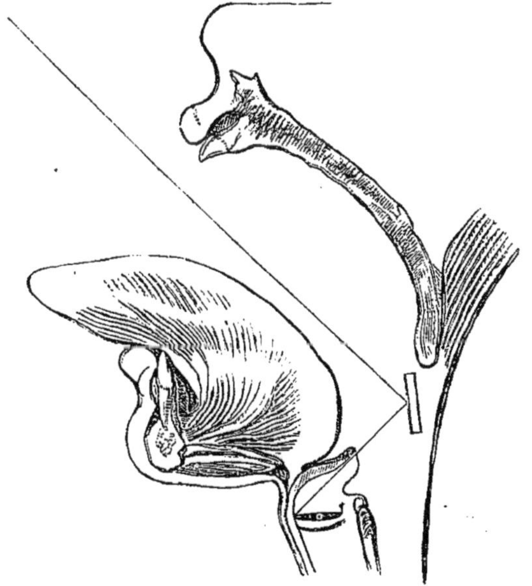

Fig. 5.

Position du miroir pour voir en dessous d'une épiglotte procidente.

rynx, et rendent l'examen plus difficile que dans les simples mouvements respiratoires ; on est alors obligé de renoncer à ce moyen ; d'autres fois on réussit en faisant faire au malade une série d'expirations brusques ou encore en l'engageant à pousser, à faire des efforts diaphragmatiques.

Le meilleur moyen de faire pénétrer la lumière derrière l'épiglotte, c'est de renverser fortement la tête en arrière, ce qui a pour effet de tendre mieux la langue et le larynx, et de permettre de relever le manche du miroir de manière à placer celui-ci dans un plan de plus en plus vertical.

Il suffit de comparer la figure 5 ci-dessus avec la figure 3 donnée page 8 pour voir que plus le miroir se rapprochera de la verticale, plus le rayon réfléchi pénétrera sous l'épiglotte et vers la commissure des cordes vocales.

Enfin, on a conseillé de saisir l'épiglotte au moyen d'une pince ou d'un ténaculum, pour la ramener en avant. Türck a même imaginé dans ce but un instrument spécial. Mais ces manœuvres sont toujours très-mal tolérées et, en outre, elles ont l'inconvénient d'occuper les deux mains à la fois, de sorte qu'il est alors impossible de pratiquer aucune opération ou de porter aucun topique sur le larynx.

D'autres fois, en portant le miroir obliquement dans le fond de la gorge alternativement à droite et à gauche, on parvient à tourner l'obstacle, et à apercevoir successivement la moitié gauche, puis la moitié droite de la glotte. Mais c'est surtout par l'habitude, c'est surtout par l'éducation du malade, qui devient de plus en plus tolérant, que l'on arrivera à triompher de ces sérieuses difficultés : aussi un des meilleurs moyens d'y arriver promptement est d'introduire en tâtonnant dès la première séance une de nos petites éponges laryngiennes dans le larynx: le malade s'habitue rapidement à ce contact et bientôt débarrassé des phénomènes réflexes qui augmentent tellement la difficulté, il laisse voir à la quatrième ou cinquième séance, ce qu'il aurait été incapable de montrer au début.

L'épiglotte présente une forme très-variable suivant les sujets. C'est elle qui donne à chaque larynx sa physionomie spéciale, de même que le nez pour les traits du visage. Nous avons coutume d'employer des comparaisons familières pour exprimer toutes ces variétés de forme et d'aspect, et nous en représentons quelques-unes dans la figure ci-contre.

Ainsi au lieu de l'épiglotte normale (n° 1), nous trouvons quelquefois l'épiglotte enroulée sur elle-même d'ar

rière en avant comme une *feuille sèche* (n° 2), tantôt
pendante comme un *tablier de cuir* (n° 3), tantôt allongée
en forme de *spatule* (n°5), tantôt projetée en avant comme
une *trompe d'éléphant* (n° 4), d'autres fois elle est relevée

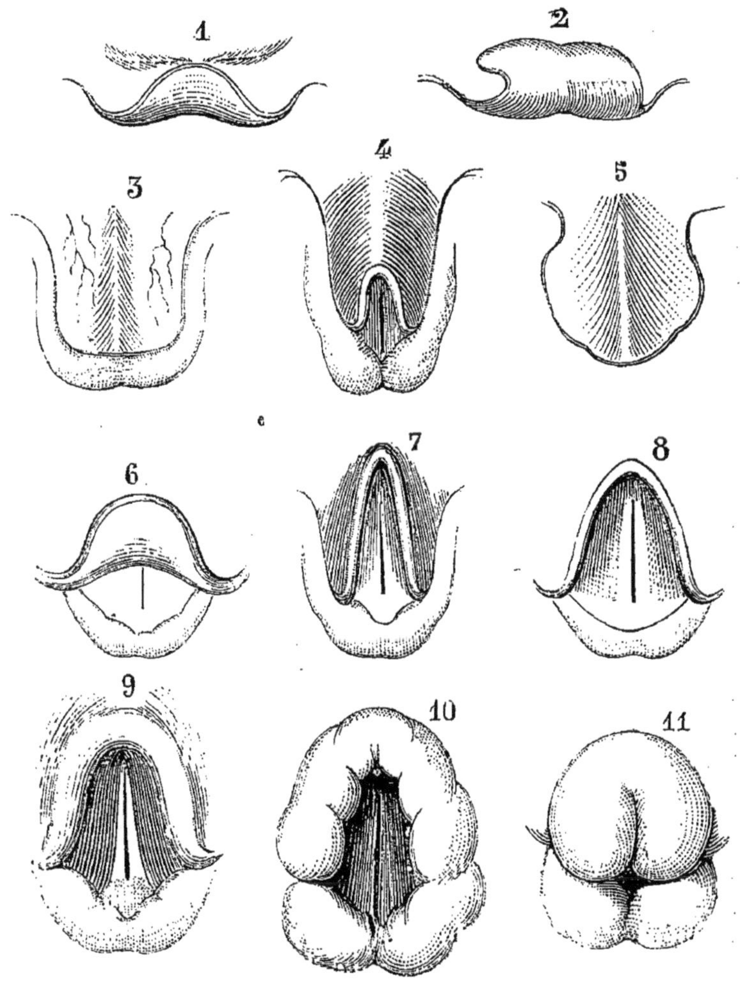

Fig. 6.

Variétés de formes de l'épiglotte.

et présente la forme d'un *chapeau de gendarme* (n° 6).
Quelquefois, elle est pliée longitudinalement, de sorte
qu'elle ne laisse apercevoir la glotte qu'à travers une fente

étroite, c'est l'épiglotte en *oreille de lapin* (n° 7), on peut
en rapprocher l'épiglotte en *mitre d'évêque* (n° 8). Enfin,
dans certains cas d'œdème, l'épiglotte est rouge, gonflée,
très-volumineuse, semblable à un prépuce dans les cas de
phimosis ou de *balano-posthite* (n° 9 et 10), tantôt étranglée
à sa base et violacée comme un *paraphimosis* (n° 11). Dans
ces derniers cas, l'examen de la glotte est rendu à peu près
complétement impossible, mais ce sont des cas pathologiques.

8° Quelques précautions que l'on prenne dans l'application
du miroir au fond de la gorge, il est rare qu'elle ne provoque point quelques mouvements réflexes. Ces mouvements
sont plus ou moins prononcés, suivant les personnes. Ce sont
souvent les gens lettrés, intelligents, nerveux, qui y sont le
plus sujets. On comprend combien ces efforts sont gênants
pour l'exploration. On en triomphe par la patience. On
emploie aussi pour diminuer la sensibilité du pharynx et
prévenir les mouvements réflexes, le bromure de potassium à l'intérieur. On peut aussi l'employer en badigeon-
nage sur le fond de la gorge, immédiatement avant l'examen. Mais il n'y faut pas trop compter. On fera bien cependant
de donner cet anesthésique, ne fut-ce que pour l'effet moral
qu'il produit sur le malade, dont la confiance augmente
singulièrement la docilité et la tolérance. On a employé
aussi les pulvérisations de chloroforme. Mais le meilleur
moyen de calmer le malade et de venir à bout des mouvements réflexes, c'est d'habituer le larynx au contact des
instruments en le touchant le plus tôt possible avec des topiques inertes ou calmants.

Les difficultés sont encore plus grandes lorsque l'on veut
pratiquer la rhinoscopie avec le miroir laryngien. On n'y
peut arriver que si l'on a déjà une grande habitude du maniement de cet instrument. Mais l'habileté de l'observateur
ne suffit pas, il faut encore que l'on ait à faire à un malade dont l'éducation soit faite depuis longtemps et dont le
pharynx soit devenu très-tolérant. Il faut que le malade
aplatisse sa langue et la creuse fortement à sa base; il est
très-important que l'opérateur ne touche pas cet organe
avec le manche du miroir. La luette est quelquefois telle-

ment gênante que l'on est forcé de l'exciser quand l'examen présente une grande importance.

On a imaginé pour se débarrasser de cet obstacle plusieurs instruments nommés *relève-luette*, parmi lesquels nous pouvons citer celui de M. Duplay, qui réunit en lui le relève-luette et le miroir : un mouvement de pédale fait jouer au moment voulu la petite fourche qui relève la luette. Mais l'emploi de cet instrument est toujours difficile, malgré quelques perfectionnements qu'y a apportés un médecin russe et dont on peut trouver le modèle chez M. Charrière: tous ces instruments provoquent très-vite des mouvements reflexes. On voit alors les piliers du voile du palais se rapprocher et fermer pour ainsi dire l'entrée du pharynx. Les difficultés de la rhinoscopie sont souvent tellement grandes que l'on est obligé d'y renoncer.

Il en est de même pour l'examen des *trompes d'Eustache* : nous avons indiqué plus haut la position à donner au miroir, mais il est des malades dont le pharynx présente un espace si étroit entre le pilier postérieur de l'amygdale et la paroi postérieure du pharynx, ou qui contractent si facilement ce pilier de manière à voiler l'orifice tubaire, qu'il est absolument impossible de faire venir l'image de celui-ci dans le miroir.

B. Nous n'avons guère de préceptes généraux à donner relativement aux opérations que l'on pratique sur le larynx, si ce n'est d'indiquer le moyen de porter simplement différents topiques sur les différentes parties de cet organe. Pour porter des topiques sur le larynx, on emploie généralement un petit morceau d'éponge fixé à l'extrémité d'une tige recourbée en quart de cercle.

La langue sera tenue par un aide placé derrière le malade ou par le malade lui-même, avec la main gauche. Si la langue était tenue avec la main droite de l'aide, celle-ci dérangerait souvent la tige du miroir qui est toujours la chose la plus importante. En effet, le miroir doit ici être tenu de la main gauche par l'opérateur, qui doit réserver la main droite pour tenir l'instrument porte-caustique où la pince à polypes.

On voit que le laryngoscopiste doit être ambidextre; il doit pouvoir appliquer le miroir aussi bien de la main gauche que de la droite.

Tenant donc le miroir de la main gauche appliqué sur la racine de la luette, et le porte-éponge de la main droite, on porte l'extrémité de celui-ci dans le pharynx de telle sorte que l'image de l'éponge apparaisse dans le haut du miroir, puis on avance encore un peu pour franchir l'épiglotte, et l'on n'a plus qu'à abaisser l'instrument en relevant le manche pour pénétrer dans le larynx. Le temps le plus important de l'opération est celui où l'on franchit l'épiglotte : celle-ci dépassée, il suffit de faire faire une aspiration au malade pour que la petite éponge atteigne la glotte. Si l'on veut toucher la commissure postérieure du larynx, il suffit de pousser l'instrument en bas et en arrière; si au contraire on veut toucher la partie antérieure des cordes vocales, il faut après avoir porté l'éponge profondément en arrière et en bas, la ramener en avant par un mouvement de bascule en relevant rapidement le manche de l'instrument.

Nous nous bornerons ici à ces indications générales; l'habitude seule peut apprendre l'usage des pinces à polypes, des rhéophores laryngiens et des instruments de galvano-caustique ; ce sera toujours le lot du médecin spécialiste. Mais le médecin ordinaire peut et doit arriver rapidement à porter une éponge sur les cordes vocales.

Il me reste à vous parler des APPAREILS LARYNGOSCOPIQUES proprement dits, et à vous faire connaître les avantages et les inconvénients attachés à l'emploi des principaux d'entre eux. Je serai très-bref dans les indications que je vous donnerai à ce sujet : les descriptions d'instruments sont toujours longues et peu satisfaisantes : le vrai moyen de connaître ceux-ci, c'est de les voir et de s'en servir.

1º *Sources de lumière.* — La lumière solaire, la lumière blanche est la plus désirable et ses avantages sont incomparables ; c'est la seule qui permette de distinguer les nuances de colorations délicates, dont l'exacte appréciation est souvent importante pour le diagnostic. Malheureusement il est difficile d'en réaliser l'usage dans notre climat. La lumière diffuse serait toujours insuffisante; il faut donc diriger sur le larynx un faisceau de lumière solaire réfléchi par le *porte-lumière* des cabinets de physique : c'est une installation coûteuse, car il faut établir une véritable chambre noire dans un bâtiment orienté et isolé de manière à recevoir facilement les rayons solaires, condition déjà difficile à réaliser en dehors des grands établissements publics. Mais le plus grand obstacle vient de notre climat nébuleux, sous lequel il est impossible de compter d'une façon certaine sur le soleil; trop souvent, même en été, un nuage viendrait interrompre l'observation. Cet obstacle est tellement sérieux que dans nos pays on est obligé de renoncer à la lumière solaire et de recourir à la lumière artificielle.

La lumière électrique est très-belle, mais elle blesse la vue par son trop grand éclat, et les appareils nécessaires pour la produire sont d'un prix très-élevé. Ajoutons-y l'ennui d'avoir à monter chaque fois une pile de Bunsen, et le danger de manier dans nos appartements des acides énergiques comme l'acide nitrique et l'acide sulfurique.

La lumière oxyhydrique est excellente; c'est une lumière blanche, très-bonne surtout pour les démonstrations ; elle permet de distinguer très-nettement les moindres nuances de coloration. Mais pour avoir une belle lumière il ne suffit pas de mélanger les deux gaz hydrogène et oxygène, il faut encore que la flamme contienne un certain nombre de particules solides qui par leur incandescence lui donnent son plus grand éclat.

Or, cette condition n'est pas si facile à remplir que l'on serait tenté de le croire tout d'abord. Vous avez tous vu la belle lumière oxyhydrique qui a été expérimentée pour l'éclairage de la voie publique au-devant de l'Opéra, des Tuileries et de l'Hôtel-de-Ville. On n'obtiendrait pas une lumière aussi éclatante avec le gaz tel que nous le fournit la compagnie parisienne. Il faut recourir au gaz très-carburé de la Compagnie du gaz portatif ou faire passer le gaz ordinaire à travers un *carburateur*, c'est-à-dire à travers des éponges imbibées de carbures liquides ; ceux-ci fournissent des parcelles de carbone incandescent qui donnent à la flamme tout son pouvoir éclairant. Il est évident que ce sont là des conditions d'installation trop complexes.

La lumière de Drummond est d'un emploi beaucoup plus facile : Il suffit de faire arriver le jet des deux gaz combustible et comburant sur un bâton de chaux vive ou de magnésie. Ce qui donne à cet éclairage une si grande intensité, c'est encore la présence des particules solides incandescentes détachées des substances mises en contact avec la flamme. Pour l'emploi de cette lumière rien n'est plus avantageux que les grandes lanternes de M. Dubosq et de M. Molténi.

Lorsque l'on ne veut pas avoir recours à des appareils aussi coûteux, on peut se contenter de l'excellente lampe à oxygène de Dubosq : c'est une lampe modérateur brûlant à l'huile, dans la flamme de laquelle on fait arriver un jet d'oxygène: sous l'influence du courant de gaz, la flamme devient conique, et donne une belle lumière dont l'éclat est dû surtout aux parcelles charbonneuses qui prennent naissance par la combustion de l'huile.

Le gaz d'éclairage donne une lumière insuffisante et de nuance jaune. Lorsque pour en accroître l'éclat, on augmente la surface de la flamme, on obtient avec les lentilles le phénomène connu sous le nom d'*aberration de sphéricité* qui enlève aux images beaucoup de leur netteté. Il faut ajouter que la chaleur très-intense que donne cette lumière, ainsi que la rapidité avec laquelle le gaz vicie l'air de l'appartement, en rendent l'emploi très-désagréable. Cependant Mackenzie s'en est servi avec avantage dans un appareil fort ingénieux.

Le gaz arrive par un bec en porcelaine arrondi, de sorte que le gaz brûle à blanc par un courant d'air intérieur en même temps que par l'air ambiant; la flamme réduite ainsi à un petit volume est très éclairante. On l'enveloppe d'une double cheminée de tôle dont les deux feuillets sont séparés par un courant d'air pour éviter que l'appareil n'acquière extérieurement une trop grande chaleur. Le tout est porté sur un bras articulé fixé au mur et auquel on peut donner, au moyen d'une crémaillère montée sur un parallélogramme de Watt, tous les mouvements désirables pour l'adapter à la hauteur du malade. C'est un très-bon appareil, mais il est difficile à trouver en France, et sa lumière garde toujours une nuance légèrement jaune. Il suffit cependant, dans la grande majorité des cas, pour un observateur qui ne doit pas faire de démonstrations publiques.

Le pétrole présente et exagère tous les inconvénients du gaz d'éclairage : il est d'un emploi dangereux, répand une odeur très-forte et dégage une chaleur intense.

Les appareils dont nous venons de parler sont utiles et même nécessaires pour l'étude et surtout pour la démonstration ; mais pour la pratique, et les besoins de la clientèle, une bonne lampe modérateur suffira à peu près dans tous les cas.

2° *Appareils laryngoscopiques proprement dits.* — Quelle que soit la source de lumière, il est nécessaire de concentrer celle-ci dans l'arrière-gorge par des instruments d'optique. Les instruments employés dans se sens sont les laryngoscopes proprement dits.

On peut les distinguer en : Laryngoscopes par réflexion et Laryngoscopes par réfraction.

Parmi les premiers, le miroir plan suffit pour la lumière solaire. Pour les lumières artificielles, on reçoit la lumière sur un miroir concave, qui la réfléchit sur le point que l'on veut éclairer. Les laryngoscopes par réflexion sont très-employés en Allemagne. Le laryngoscope de Czermack était un laryngoscope par réflexion.

L'inconvénient de ces instruments est de donner une lumière souvent insuffisante et trop diffuse. Comme miroir concave, on se sert du miroir d'Helmholtz, dont vous connaissez l'emploi en oculistique ; mais on lui donne de plus grandes dimensions. On peut le tenir à la main. Mais ce serait un inconvénient, quand on a une opération à pratiquer sur le larynx. Pour rendre cette main libre, il faut donc se servir d'un miroir monté sur un pied fixe.

On a aussi imaginé de fixer le miroir sur le front de

l'observateur au moyen d'une bande frontale ; ou de le monter sur des lunettes, qui se placent sur le nez, comme dans le modèle de M. Duplay : cela est bon dans certains cas où l'on a besoin de donner à sa lumière beaucoup de mobilité ou une obliquité très-grande. Mais ces appareils ont des inconvénients assez sérieux. Ils forcent l'observateur, dont les mains sont déjà occupées à tenir le miroir laryngien et la langue du malade, à donner incessamment à sa propre tête l'inclinaison convenable pour diriger le faisceau lumineux. En outre, ces instruments plus ou moins bizarres, dont se coiffe le médecin ou qu'il se place sur le nez, lui donnent un aspect étrange, et même, dans certains cas, quelque peu ridicule. En voyant le médecin surchargé de ces appareils multiples, occupé de tant' de choses en même temps, on songe malgré soi à cet homme-orchestre que vous avez tous vu sur les places publiques jouant de cinq ou six instruments à la fois.

Les laryngoscopes par réfraction sont surtout employés en France et en Angleterre. Tel est le laryngoscope de Mackenzie : le réflecteur placé en arrière de la lumière et la lentille placée en avant, occupent deux ouvertures pratiquées dans une cheminée métallique que l'on pose sur la lampe.

Le laryngoscope qui porte le nom de M. Fauvel, nous paraît avoir une lentille trop petite. L'espèce de pince, qui sert à l'adapter à la lampe n'est pas d'une application commode. — En outre, on a accordé trop d'importance à l'auto-laryngoscope, dont l'emploi est loin d'être indispensable. Les mêmes objections peuvent être faites au pharyngoscope (pourquoi pas laryngoscope?) de M. Moura.

Le laryngoscope de M. Krishaber présente de grands avantages : il est porté par un anneau brisé dont les deux moitiés sont jointes par deux ressorts à boudin, et qui s'adapte facilement sur toutes les lampes. La lentille plan convexe est d'une puissance très-suffisante : l'œil de l'observateur est protégé par l'ombre du réflecteur, ou par une carte que l'on fixe sur l'anneau. Il n'y a qu'une objection à faire : c'est que l'appareil est immobile dans le plan vertical ; son jet de lumière est constamment horizontal, de sorte qu'il est impossible de varier les incidences de la lumière et de suivre les mouvements du malade.

Nous avons cherché à obtenir à volonté l'incidence oblique de la lumière, et à varier cette incidence suivant les besoins de l'observation, en plaçant la lentille et le réflecteur aux deux extrémités d'un parallélogramme métallique dont on peut changer à chaque instant l'inclinaison au moyen d'un mouvement de bielle.

C'est dans le même but que M. Galante a construit, d'après nos indications, son laryngoscope à double collier, qui nous paraît le plus commode des appareils portatifs, à la condition toutefois de ne pas fractionner la tige des miroirs, comme M. Galante l'a fait pour restreindre le volume de la boîte. Ces miroirs en deux fragments se dérangent à tout moment. En donnant à ceux-ci la longueur habituelle, la boite n'excède pas la longueur d'une trousse ordinaire.

3° *Les instruments d'examen* sont les miroirs laryngiens. Ils peuvent être ronds et carrés : nous avons déjà dit pourquoi nous préférons généralement ceux-ci. Les miroirs ovales ont été employés pour relever plus facilement la luette ou pour être placés entre des amygdales hypertrophiées. Mais nous savons que la luette n'est jamais un obstacle sérieux et, dans le cas d'hypertrophie des amygdales, un petit miroir rond sera presque toujours suffisant. On a employé aussi les miroirs concaves, qui grossissent l'image, mais qui en même temps la déforment et la rendent moins reconnaissable, en raison des jeux de lumière qui se produisent toujours sur des surfaces courbes. Le miroir plan est donc préférable, à moins qu'on ne veuille examiner en détail un point très-restreint du larynx.

On a tenté de substituer aux miroirs ordinaires le miroir platiné. C'est une lame de verre sur laquelle on a fixé une légère couche de platine ; — ces miroirs sont inaltérables, mais ils sont beaucoup moins clairs, aussi en a-t-on abandonné l'usage.

4° Quant aux *instruments de traitement,* le nombre de ceux qui sont réellement indispensables pour la pratique est très-restreint. Le plus simple de tous est l'éponge fixée à l'extrémité d'une tige métallique recourbée. M. Trouvé a imaginé une griffe fort ingénieuse ; on place dans cette griffe un peu de coton que l'on plonge dans le liquide médicamenteux et que l'on porte ensuite dans le larynx. Cette griffe est très-supérieure à l'éponge laryngée fixe ; elle est plus propre, on peut changer le coton pour chaque malade, ce que l'on ne pouvait faire avec l'éponge fixe. — Il est très-désirable que tous ces instruments, fixés dans leur manche au moyen d'une vis de pression, aient une tige carrée qui les empêche de tourner dans le manche et qui permette ainsi plus de précision dans leur emploi.

On se sert souvent aussi pour badigeonner l'orifice supérieur du larynx, d'un pinceau en blaireau fixé à l'extrémité d'une tige recourbée ; lorsque l'on veut faire pénétrer le pinceau dans le larynx même, il doit être beaucoup plus mince. Quand nous aurons parlé du porte-pierre laryngien à tige recourbée, nous aurons énuméré les instruments qui suffisent dans la majorité des cas au traitement des affections laryngées. Signalons cependant l'ingénieuse pipette de M. Krishaber, au moyen de laquelle on peut porter directement quelques gouttes de liquide dans le larynx.

Les pinces à polypes sont de deux sortes : à écartement antéro-postérieur (Cusco, Mackenzie) ou à écartement bilatéral (Fauvel, etc.) Celles-ci ont le grand avantage de laisser passer le faisceau lumineux entre leurs branches ouvertes mais le sens dans lequel elles s'écartent ne leur permet pas de pénétrer facilement entre les cordes vocales, aussi pour les polypes sous-glottique doit-on préférer les pinces à écartement antéro-postérieur, et notamment celle de Mackenzie dont les mors saisissent parfaitement les tumeurs et ne les laissent pas échapper. C'est du reste une question d'art dont la solution varie suivant chaque polype en particulier.

Nous ne vous dirons rien des électrodes, des galvanocautères, des insufflateurs, des pulvérisateurs, etc., cela nous entraînerait beaucoup trop loin. D'ailleurs, aucune description ne saurait donner une idée exacte de tous les instruments dont je vous ai parlé ; il faut les manier soi-même et se mettre à l'œuvre le plus tôt possible.

TROISIÈME LEÇON

Classification des maladies du larynx et du pharynx.

Sommaire. — Classifications anatomiques, anatomo-pathologiques et nosolo-
giques. — Exposé et critique de la classification du professeur Lasègue.
— Classification de l'auteur : Angines simples ou locales (aiguës, catarrhales, toniques, etc.); angines localisées ou secondaires (inflammatoires,
spécifiques, diathésiques) ; tumeurs, névroses.

Nous abordons aujourd'hui l'étude de la pathologie laryngée proprement dite ; mais avant de passer à l'étude
clinique de chaque maladie, nous devons, pour fixer le langage dont nous aurons à nous servir, tracer la nomenclature générale de ces maladies, et selon le programme que
nous nous sommes tracé, chercher une classification qui
puisse s'appliquer à la fois aux affections du larynx et à
celles des organes voisins, qui ont tant de connexités avec
l'organe vocal, c'est-à-dire aux affections du pharynx, de
la bouche et des fosses nasales. L'ancien nom d'angine, qui
s'appliquait aussi bien aux angines pharyngées que laryngées, sera celui que nous conserverons provisoirement pour
établir les bases de cette classification, puisque son sens
vague répond précisément au caractère de généralité que
nous cherchons à donner à notre nomenclature.

On a classé les angines de différentes manières. Les uns ont
adopté des divisions purement *anatomiques*, et après avoir
distingué les angines laryngées et les angines pharyngées, ils
ont divisé ces dernières, selon la région affectée, en *amygdalite*, pharyngite *supérieure* ou *sus-palatine*, pharyngite
moyenne et pharyngite *inférieure*. Ces dernières divisions,

sauf l'amygdalite qui constitue une espèce très-naturelle, sont purement fictives : l'inflammation ne se réduit pas à des régions aussi bien délimitées ; le plus grand inconvénient de cette classification topographique est de ne nous donner aucune notion sur la nature de l'affection, et par suite de ne fournir aucune indication thérapeutique, en dehors des simples antiphlogistiques.

D'autres classifications, encore anatomiques, ont fait un pas de plus vers la vérité en distinguant dans les angines les *éléments anatomiques* qu'elles atteignaient : on a ainsi établi l'angine *glanduleuse*, l'angine *superficielle* et l'angine *sous-muqueuse*. C'est là un progrès, mais il est encore insuffisant. L'angine glanduleuse est, comme nous le verrons bientôt, une espèce très-difficile à définir : souvent elle paraît purement locale, d'autrefois elle reconnait des causes plus générales, telles que l'alcoolisme; d'autres fois, elle est liée à la constitution même du sujet, aux diathèses dartreuse, herpétique, scrofuleuse et tuberculeuse. L'angine pharyngée superficielle répond bien au catarrhe simple, mais les angines sous-muqueuses se retrouvent dans plusieurs espèces d'angines graves, et d'ailleurs l'expression de sous-muqueuses manque elle-même de précision; il faudrait distinguer encore l'inflammation du tissu cellulaire sous-muqueux, de celle qui se passe sous le périchondre et à la surface même des cartilages laryngiens.

Nous voyons déjà qu'il est nécessaire d'invoquer d'autres considérations que celles de l'anatomie de région ou de structure, et que la nature des *lésions* doit, comme dans toute question de pathologie, acquérir une importance majeure. Aussi la plupart des nosologistes ont-ils appliqué aux angines pharyngées et laryngées les classifications anatomo-pathologiques adoptées pour d'autres organes, et ont-ils décrit successivement :

  La congestion ;

  L'inflammation simple ;

  L'inflammation pseudo-membraneuse ;

    »   ulcéreuse ;

    »   gangréneuse ;

L'inflammation   œdémateuse ;

auxquels ils ont ajouté :

Les périostites et les périchondrites ;

Les rétrécissements (sténoses et ankyloses).

Nous sommes déjà sur un terrain plus satisfaisant, mais que d'objections on peut encore adresser à cette classification purement anatomo-pathologique ! En effet, si nous nous bornons à décrire les lésions seules, sans faire inters venir la symptomatologie et surtout l'étiologie de ces lésions, nous allons confondre des choses fort dissemblables, des maladies aiguës avec des maladies chroniques, des maladies saisonnières avec des maladies infectieuses ou constitutionnelles. Ainsi l'angine pseudo-membraneuse se trouve dans la diphthérie proprement dite, dans la scarlatine, dans l'angine diphthéroïde, dans l'herpès guttural.

Les ulcères s'observeront dans la syphilis, dans la scrofule, dans la tuberculose, et peut-être dans le catarrhe simple; les gangrènes et les nécroses dans la fièvre typhoïde, dans la scrofule, dans la tuberculose.

L'œdème de la glotte, dont beaucoup de pathologistes font encore une espèce, s'observe en réalité dans toutes les angines graves, comme épiphénomène.

Aussi, sans méconnaître l'importance des lésions anatomo-pathologiques, et tout en étant très-résolu à leur emprunter des éléments de classification, nous devons reconnaître que les lésions seules ne nous fournissent pas une classification complète. La plupart des pathologistes y ont ajouté des catégories tirées de l'enchaînement des symptômes, de la marche, de l'évolution de la maladie, et ont distingué tout d'abord des angines *aiguës,* des angines *chroniques,* des angines *secondaires,* et la plupart ont admis la *spécifité,* au moins pour la diphthérie et les fièvres éruptives. Il est évident, en effet, que pour arriver à une nomenclature philosophique, et à des espèces vraiment naturelles, il faut faire appel à toutes les notions dont se compose notre science pathologique.

M. le professeur Lasègue, dans son *Traité des angines,* ouvrage rempli d'observations délicates et d'aperçus ingénieux, a adopté une nomenclature dont nous devons tenir grand compte, non-seulement à cause du nom et de la position scientifique de son auteur, mais surtout pour l'originalité des vues qui l'ont inspiré. Frappé des relations de certaines angines aiguës avec les maladies générales fébriles, frappé des manifestations des fièvres éruptives sur les muqueuses des premières voies, et de l'analogie anatomique de ces muqueuses avec le tégument externe, l'auteur s'est demandé s'il n'existerait pas une dermatologie de l'arrière-gorge, dont les espèces répondraient aux espèces des dermatologistes, et si l'on ne pourrait établir ainsi des *espèces naturelles*, analogues aux *familles botaniques* (ouvr. cité, p. vii). Dans ces idées, il a réparti les angines pharyngées dans les cadres suivants :

Angines éruptives : scarlatineuse ;
morbilleuse ;
varioleuse ;
herpétique ;
syphilitique ;
acnéique ;
urticaire gutturale ;
psoriasis et pemphigus.

Angine érysipélateuse ;
— rhumatismale ;
— phlegmoneuse ;
— diphthéroïde ;
— diphthérique (il ne la décrit pas).
— catarrhales ;
— chronique diffuse ;
— pharyngite catarrhale (il y fait rentrer l'angine glanduleuse) ;
— amygdalite chronique ;
— catarrhe de la luette et du voile du palais ;
et il y ajoute :
tumeurs et affections cancéreuses ;
névroses.

Il y a un grand nombre d'objections à faire à cette nomenclature : d'abord ce n'est pas une classification, et l'auteur n'a pas eu la prétention d'en faire une. Il s'en défend lui-même dans son introduction. Ce n'est pas même une nomenclature complète ; il signale lui-même un bon nombre de lacunes qu'il n'a pu remplir, telles que les angines toxiques, les angines des grandes pyrexies (f. typhoïde, choléra), celle des phthisiques qu'il avoue n'avoir pu caractériser suffisamment. (*Traité des angines*, introduction, p. xv à xxii).

C'est donc simplement une *revue d'espèces*, qu'il nous a présentée, espèces ingénieusement observées et décrites, mais qui, sauf le premier groupe, ne présentent aucune idée d'ensemble.

Ainsi le second groupe n'est pas formé : M. Lasègue énumère et décrit l'une après l'autre les angines *érysipélateuse, rhumatismale, phlegmoneuse, diphthéroïde* et *diphthérique* (il passe à dessein cette dernière sous silence), sans leur assigner de grands caractères généraux ; ce sont des *incertæ sedis*, qui n'ont aucun lien entre elles, si ce n'est de coïncider avec des affections générales, de précéder, d'accompagner ou de suivre des états fébriles graves ; or ce caractère de généralité appartenait déjà au premier groupe, et l'on peut se demander pourquoi l'angine érysipélateuse n'est pas rangée parmi les angines éruptives. L'angine rhumatismale n'a pas d'autre caractère propre que celui de coïncider avec un rhumatisme aigu. Ses caractères extérieurs ne permettraient guère de la distinguer d'une angine aiguë, telle que l'angine érysipélateuse et la phlegmoneuse.

Le troisième groupe, les angines catarrhales, est encore moins systématisé peut-être : l'origine catarrhale en est le seul lien commun, sans qu'elle soit toujours bien démontrée. Mais les subdivisions sont purement topographiques, ou résultant d'apparences symptomatiques. On s'étonne d'y voir figurer l'amygdalite chronique, qui résulte plutôt d'un état congénital ou diathésique que d'une influence catarrhale.

Le premier groupe, celui des angines éruptives, est certainement le mieux tracé. Les angines des fièvres éruptives proprement dites sont parfaitement décrites, et font admirablement ressortir les connexions des grandes pyrexies avec les localisations inflammatoires des premières voies. L'esprit est également satisfait du rapprochement de l'herpès guttural avec ce groupe naturel. Mais nos idées pathologiques sont froissées quand nous y voyons comprendre la syphilis. Quoi, cette maladie est-elle une éruption, est-elle une fièvre éruptive ? M. Lasègue nous dit, il est vrai, qu'il rend au mot *éruption* son sens primitif, son sens le plus large, le plus vulgaire désignant toute espèce d'exanthème cutané. D'accord, mais il y a quelque inconvénient à faire rétrograder le langage scientifique, quand il a pris, fût-ce même à tort, une signification particulière ; par exemple, on fait difficilement comprendre aujourd'hui que le nom d'apoplexie ne veuille dire hémorrhagie cérébrale. Involontairement, c'est toujours le premier sens que nous lui attribuons. Mais pour la syphilis l'expression d'éruption est encore plus forcée. La syphilis n'est pas seulement un exanthème; si les roséoles, les plaques muqueuses, et quelques syphilides résolutives peuvent être ainsi désignées, il n'en est plus de même des ulcères profonds, des dermatoses invétérées, et encore moins des gommes, des exostoses, des nécroses que produit cette grande intoxication. Or, toutes ces lésions graves ont leurs analogues dans la gorge, il faut les prévoir dans une classification. L'angine acnéique, l'urticaire gutturale, le pemphigus et le psoriasis guttural sont loin d'être suffisamment précisés dans le livre de M. Lasègue, et leur étiologie reste obscure.

En somme, on peut reprocher à l'éminent professeur d'avoir basé ses espèces presque exclusivement sur des caractères extérieurs. Il invoque, pour justifier sa nomenclature l'exemple des dermatologistes qui ont décrit « les lésions spécifiques désignées sous les titres de vésicule, de pustule, de bulle, etc. » (*Traité des Angines*, p. 2), au moment même où la dermatologie vient de renoncer à cette histoire naturelle stérile, pour puiser dans la notion des diathèses une rénovation féconde au point de vue thérapeutique. Pour employer une comparaison, dont M. Lasègue, fils d'un botaniste distingué, reconnaîtra lui-même la justesse, les espèces qu'il établit me rappellent trop les familles botaniques de Linné et de Tournefort, basées sur des caractères extérieurs. Nous voulons essayer d'aller plus loin, et de faire une classification analogue à la méthode naturelle de Jussieu pour ne pas nous perdre dans un morcellement indéfini des espèces et des types.

Rendons d'ailleurs toute justice à M. Lasègue. La nomenclature qu'il ne nous a présentée lui-même que comme un essai provisoire, a mis parfaitement en lumière l'idée fondamentale qui nous a guidé ensuite dans la classification que nous allons proposer : c'est la *notion d'affection générale*, rendue à un grand nombre d'angines, dans lesquelles les traités de pathologie ne voyaient que des maladies locales; c'est l'état général fébrile qui domine bien des manifestions morbides, dont la localisation est déterminée par cette cause vague, mais réelle qu'on appelle la *prédisposition* pour les maladies aiguës; c'est pour les angines chroniques, la diathèse, dans laquelle M. Lasègue a nettement entrevu (*Ibid.*, Introduction, p. xii) la base réelle d'une classification méthodique des angines. « Il est certain, dit-il, que la nosologie des affections angineuses chroniques ne sera assise sur *sa vraie base* que le jour où on aura le droit d'ouvrir un chapitre à l'angine chronique herpétique ou goutteuse au même titre qu'à l'angine morbilleuse ou scarlatineuse. Nous sommes encore loin d'une si souhaitable précision. »

M. Lasègue s'est donc arrêté par modestie sur la route de la vérité qu'il avait indiquée. Nous avons fait pour notre part quelques tentatives pour marcher plus avant dans cette voie, et après avoir obtenu quelques résultats pratiques, nous n'hésitons pas à présenter une classification basée sur cette nosologie vraie qu'invoquait M. Lasègue.

La classification que nous proposons est une classification étiologique, et pour nous, en effet, l'étiologie est la véritable base de la détermination des espèces morbides. Sans doute cette base nous fait souvent défaut, sans doute les espèces qu'elle nous indique ne sont pas encore dégagées entièrement par des caractères différentiels suffi-

	PHARYNGITES.	LARYNGITES.	MALADIES ANALOGUES DANS LES ORGANES VOISINS.		
			BOUCHE.	FOSSES NASALES.	BRONCHES.
I. ANGINES SIMPLES OU LOCALES (sous l'influence de causes banales.	aiguë (phlegmoneuse).	aiguë, par irritants directs.	stomatite aiguë.	coryza aigu (par irritants directs).	bronchite (par irritants directs).
	— amygdalite.		— glossite profonde.		
	catarrhale {aiguë. chronique.	catarrhale {aiguë. chronique.	» »	coryza catarrhal aigu. — chronique.	bronch. catarrh. aiguë. — chronique.
	folliculeuse ou glanduleuse.	striduleuse (faux croup glanduleuse ?	stom. aphtheuse.		coqueluche.
	toxiques après absorption du poison — belladone.	toxiques après absorption. — belladone.	st. toxique.	coryza toxique après absorption.	
	— iode.	— iode.	st. iodique.	cor. iodique.	
	— brôme.				
	— alcoolique.	— alcoolique.			
	— urticaire.				
	— nicotinique.	nicotinique.	stom. mercurielle. stom. des fumeurs. muguet.		
	parasitaire-muguet.				
	érysipélateuse.	érysipélateuse. ?	érysipèle. herpès labialis.	érysipèle. herpès nasal.	érysipèle.
	herpétique (herpès proprement dit).				
II. ANGINES LOCALISÉES OU SECONDAIRES (sous l'influence d'une maladie générale) — inflammatoires (par maladie générale incertæ sedis)	diphthéroïde.	diphthéroïde (épiglottite ulcéro-membraneuse). ?	stomat. ulcéro-membraneuse.		
spécifiques — des fièvres { éruptives.	rhumatismale.			?	?
	varioleuse.	varioleuse.	st. varioleuse.	cor. varioleux.	bronchite varioleuse.
	morbilleuse.	morbilleuse.	st. morbilleuse.	coryza morbilleux.	bronchite morbilleuse.
	scarlatineuse.	scarlatineuse.	st. scarlatineuse.	?	?
continues.	typhoïde.	typhoïde (laryngite nécrosique).	stom. typhoïde.	cor. typhoïde (rhino-nécrosie).	bronchite typhoïde.
	morveuse.	morveuse. ?	stom. morveuse.	cor. morveux.	
de poisons morbides divers.	cholérique ?		?	?	?
	diphthérique (angine maligne).	diphthérique (croup).	stom. diphthérique.	coryza diphthérique.	bronch. diphthérique.
	syphilitique.	syphilitique.	stom. syphilitique.	cor. syphilitique.	bronch. syphilitique.
	ang. tuberculeuse (granulie pharyngienne).	lar. tuberculeuse (phthisie laryngée).	glossite tuberculeuse.	?	bronch. tuberculeuse.
diathésiques.	ang. scrofuleuse.	lar. scrofuleuse. ?	?	ozène.	?
	— dartreuse {eczéma. psoriasis. pityriasis	— dartreuse {eczéma. psoriasis. pityriasis	eczéma de la langue. psoriasis —		?
	arthritique (acné de Lasègue?)	lar. arthritique.	psoriasis lingual.		
III. PROCESSUS NON INFLAMMATOIRES. TUMEURS { bénignes.	papillaires.	papillômes.			
	muqueuses.	polypes {muqueux. fibreux.		polypes {muqueux. fibreux.	
	fibreuses.				
malignes.	cancer.	cancer. par {des constricteurs laryngiens. du dilatateur.	cancer et cancroïde de la langue.	cancer.	
IV. TROUBLES DE L'INNERVATION. { paralysies.	paralysie.		paralysie de la langue.		
spasmes.	spasme pharyngien.	spasme (asthme de Millar).			

sants, mais si l'idée fondamentale est vraie, pourquoi tarder
à la proclamer ? pourquoi ne pas tracer immédiatement des
cadres rationnels où viendront successivement prendre
place, et se fixer les espèces naturelles que les progrès ultérieurs de la science nous feront reconnaître ? C'est dans
cet ordre d'idées que nous avons tracé la classification
que je vais avoir l'honneur de vous proposer.

Nous divisons d'abord les angines en *angines simples* ou
locales se développant sous l'influence de causes banales,
et en angines *localisées* ou *secondaires* sous l'influence
d'une maladie générale. Ainsi se trouvent constituées deux
grandes classes dans lesquelles peuvent entrer toutes les
angines. Nous y ajouterons deux autres classes : les *pro-
cessus non inflammatoires* (polypes, tumeurs diverses.
cancers),et les *troubles de l'innervation*. Il est bien entendu
que ces deux dernières classes n'ont rien de commun avec
les angines inflammatoires, comprenant des affections pharyngo-laryngées d'une nature tout-à-fait différente.

I. Angines simples ou locales. — Nous rencontrons tout
d'abord dans cette classe l'angine aiguë, phlegmoneuse,
ayant son analogue dans le larynx, la bouche, les bronches,
et même le poumon. Nous plaçons à côté l'amygdalite.
C'est une angine tout-à-fait spéciale par l'organe qui est le
siége de la lésion et par les caractères particuliers que re-
vêt l'inflammation sur ce point, inflammation parenchyma-
teuse et suppurée. Il n'y a guère que l'amygdale qui puisse
atteindre un tel degré de gravité sous l'influence du froid
seul. Le poumon, dans la pneumonie franche, n'atteint
lui-même la période suppurative qu'exceptionnellement,
et après une exsudation plastique préalable. Il est à re-
marquer que ce premier groupe ne reconnaît guère pour
les muqueuses de la gorge, du larynx, des fosses nasales
et des bronches que des inflammations en quelque sorte
traumatiques ou par irritants directs, et que le froid simple
produit ordinairement des affections catarrhales.

Le second groupe formé par les *angines catarrhales*
est également très-naturel : il comprend les angines catarrhales aiguës et chroniques avec leurs analogues dans les

bronches et les fosses nasales. On peut en rapprocher la laryngite striduleuse, qui n'est qu'une laryngite catarrhale compliquée d'un élément spasmodique. Évidemment la laryngite striduleuse n'a pas d'analogue dans le pharynx ; peut-être dans les bronches pourrait-on en rapprocher la coqueluche, dont le siége anatomique est d'ailleurs loin d'être déterminé.

L'angine *folliculeuse* ou *glanduleuse*, angine chronique qui a son siége spécial dans les glandules du pharynx, forme aussi une espèce assez difficile à classer. Elle a son analogue dans la stomatite aphtheuse; mais dans le larynx, il est douteux qu'il y ait une inflammation glanduleuse véritable. Nous reviendrons du reste sur cette question quand nous parlerons spécialement de cette affection.

Les angines *toxiques* forment aussi un groupe très-naturel, auquel M. Lasègue a donné place dans sa classification (ouvr. cité, p. xv). Il faut distinguer parmi les angines toxiques celles qui agissent par *action directe du poison*, et celles qui ne se produisent qu'*après absorption*. Les premières, résultant de l'ingestion de substances caustiques, acides ou alcalis, par exemple, qui irritent fortement les tissus, ne diffèrent pas en réalité des angines aiguës de notre premier groupe, où nous invoquions surtout l'action d'une chaleur trop forte, d'un froid trop vif. L'alcool, le tabac peuvent agir directement sur le pharynx comme irritants locaux ; mais les angines véritablement toxiques procèdent d'une façon plus complexe ; à l'action irritante directe, il faut ajouter les effets généraux qui peuvent se produire après absorption du poison. Les angines alcooliques et nicotiniques ont sans doute ces deux modes d'action. Au second mode se rapportent les accidents qui suivent l'empoisonnement par la belladone, le brôme, l'iode, etc. Il est clair que, dans ces cas, le poison n'agissant sur la gorge qu'après avoir pénétré l'organisme tout entier, les accidents pourraient être à la rigueur rangés dans notre seconde classe, les angines localisées ou secondaires. Mais c'est un sujet encore assez mal connu et nous devons nous borner à marquer la place de ce groupe.

Le dernier groupe de la première classe est formé par les *angines parasitaires*. Le muguet se rencontre surtout dans la bouche et le pharynx, quelquefois dans l'œsophage, et beaucoup plus rarement encore dans l'estomac, mais jamais il ne se propage vers les voies respiratoires, dans le larynx ou les bronches ; il suit en cela une marche inverse de celle de la diphthérie qui ne gagne jamais l'œsophage ; nous savons tous avec quelle facilité celle-ci se propage dans les voies respiratoires.

II. Angines localisées ou secondaires. — Le premier groupe de cette classe est formé par des angines que nous appellerons *inflammatoires*, reconnaissant d'ailleurs que c'est là un groupe mal déterminé, constitué par des maladies générales *incertæ sedis*.

L'angine érysipélateuse, que nous y rencontrons la première, vous est connue. Mais l'érysipèle se propage parfois bien plus loin que le pharynx et peut gagner le larynx et la trachée, peut-être même peut-il atteindre les bronches et le poumon ?

L'herpès a son siége surtout sur les lèvres, dans la bouche, quelquefois dans le pharynx, où il constitue l'angine *herpétique,* laquelle a seulement une ressemblance de nom avec l'angine de l'herpétisme, ou plutôt l'angine *dartreuse*. Nous ne connaissons pas, jusqu'à présent, d'exemples d'herpès proprement dit dans le larynx.

Les angines *diphthéroïdes* comprennent l'angine couenneuse commune, l'angine pultacée, etc. On peut faire rentrer dans ce groupe les épiglottites ulcéro-membraneuses, tout-à-fait analogues à la stomatite du même nom. Enfin, l'angine rhumatismale est une affection dont l'existence n'est pas douteuse. Elle se produit même quelquefois avant toute manifestation articulaire.

Les *angines spécifiques* comprennent les angines des fièvres et celles qui sont dues à l'influence de poisons morbides divers. Les fièvres éruptives s'accompagnent toutes d'angines plus ou moins intenses, mais ces angines sont souvent aussi bien laryngées que pharyngées ; malheureusement l'étude laryngoscopique de ces laryngites est encore

à faire, et l'anatomie pathologique ne nous a pas toujours
donné des notions exactes. Les autopsies nous ont cependant montré des pustules varioliques dans le larynx, et
M. Coyne a fait récemment une bonne étude anatomo-pathologique du larynx chez les morbilleux. Trousseau a
longtemps combattu l'existence de la laryngite scarlatineuse ; il exprimait son opinion dans cet aphorisme bien
connu : *la scarlatine n'aime pas le larynx*. Messieurs,
c'est là une erreur, et Trousseau avait fini par le reconnaître lui-même dans les derniers temps de sa carrière. On observe, en effet, bien qu'assez rarement, le croup à la suite
de la scarlatine. Un matin, je venais de voir succomber à
cette complication le fils d'un député, lorsqu'entrant à la
clinique de l'Hôtel-Dieu, j'entendis Trousseau proclamer
son fameux aphorisme; l'éminent professeur accueillit avec
quelque doute l'observation que je lui fis à ce sujet à la fin
de la leçon : pourtant le petit malade avait été soigné par
Blache, et MM. Barth et Demarquay, et le diagnostic
n'était pas douteux. Quelques mois après, Legroux, mon
maître, appelait le même professeur Trousseau auprès de
la fille d'un notaire de Paris, qui se mourait de la même
complication. Trousseau fut alors convaincu, et il pratiqua
lui-même sur cette enfant une opération de trachéotomie
pour laquelle j'eus l'honneur de lui servir d'aide.

Les angines des fièvres continues, de la fièvre typhoïde,
sont connues depuis les travaux de Sestier et de M. Roger. On sait qu'elles aboutissent à des nécroses des cartilages du nez et du larynx.

La morve étend ses lésions des fosses nasales au pharynx
et au larynx. Mais l'angine morveuse n'est qu'un élément
secondaire d'une si terrible maladie. Quant au choléra,
nous ne faisons que marquer sa place ; on connaît l'aphonie des cholériques, mais on n'a guère songé à explorer leur
larynx.

L'angine diphthérique qui constitue le croup, quand elle
passe dans le larynx, et la bronchite pseudo-membraneuse
lorsqu'elle s'étend dans les bronches, a été admirablement
décrite par Trousseau. Nous n'y reviendrons pas. D'ail-

leurs, la douleur qui résulterait de l'application du miroir, l'âge des malades chez lesquels la diphthérie se produit ordinairement, rendent à peu près impossible tout examen laryngoscopique. Nous aurons à traiter longuement, au contraire, de l'angine et de la laryngite syphilitiques, dont nous vous ferons voir de nombreux exemples.

III. Le troisième groupe, les ANGINES DIATHÉSIQUES, n'est pas moins défini que les deux précédents, mais il est beaucoup moins étudié, et cependant les affections qui le constituent, comptent parmi les plus fréquentes.

L'angine *tuberculeuse* est peu connue dans le pharynx. M. Lasègue l'y a longtemps cherchée, mais vainement, et cependant, il existe, comme nous vous le démontrerons, une pharyngite tuberculeuse aiguë, due à la production de granulations miliaires dans le pharynx. La laryngite tuberculeuse a été beaucoup plus étudiée, et elle est décrite depuis longtemps sous le nom de *phthisie laryngée* ; mais on a autrefois confondu sous le nom de phthisie laryngée bien des choses étrangères à la tuberculose. Il importe de réduire aujourd'hui la phthisie laryngée aux lésions du larynx chez les tuberculeux.

L'angine *scrofuleuse* est encore peu connue. Entrevue par Hamilton (de Dublin), et décrite dans ses formes graves par l'école de M. Bazin, cette maladie a été pour moi, l'objet d'études particulières, surtout dans ses premières périodes. J'ai été assez heureux pour rallier à ma manière de voir une aussi haute autorité que M. Lasègue. Quant à la laryngite scrofuleuse, ce n'est encore qu'une maladie ébauchée, qui nous apparaît seulement comme la terminaison, pas toujours constante, de la pharyngite scrofuleuse.

L'angine *dartreuse*, (nous ne disons pas herpétique, parce que cet euphémisme porte à la confondre avec l'herpès proprement dit, décrit ci-dessus), s'observe dans le pharynx, dans la bouche, et dans le larynx, concurremment avec plusieurs dermatoses, telles que l'eczéma, le psoriasis, le pityriasis. Bien que les affections laryngées qui en dépendent paraissent assez fréquentes, il n'est pas encore très-facile d'en préciser les caractères.

Quant à l'angine *arthritique*, c'est une espèce très-mal déterminée, encore à peu près inconnue. Néanmoins, nous croyons être déjà arrivés à connaître quelques caractères qui peuvent lui être attribués. Les angines décrites par M. Lasègue, et qui se produisent en même temps que des éruptions d'acné, nous paraissent rentrer dans ce groupe, ou s'en rapprocher beaucoup.

Dans les deux autres classes de notre tableau, il n'y a plus à faire intervenir l'inflammation, nous avons placé ces affections à la suite des précédentes, seulement parce qu'elles se produisent aux dépens des mêmes organes, et non pas à cause d'une analogie de nature.

On peut diviser les TUMEURS, en tumeurs bénignes, papillômes, polypes, et fibromes, et en tumeurs malignes ou cancers. Le cancer, assez rare dans le pharynx, puisque M. Lasègue n'en décrit qu'un cas bien caractérisé, est au contraire assez fréquent dans le larynx, et, chose remarquable, il nous a paru le plus souvent *primitif*, c'est-à-dire ne coïncidant avec aucune autre manifestation cancéreuse dans d'autres organes.

IV. Quant aux NÉVROSES, qui forment notre dernière classe, ce sont des *paralysies* ou des *spasmes* du pharynx ou du larynx. Les premiers sont ordinairement symptomatiques de quelques tumeurs thoraciques (anévrysmes, adénopathie bronchique), ou de quelque lésion cérébrale portant sur l'origine de la huitième paire. Les spasmes, assez peu connus jusqu'à présent, nous apprendront des choses assez intéressantes sur les actions réflexes du larynx et de la trachée.

Telle est la classification que nous proposons pour les angines pharyngées et laryngées. Il y manque encore bien des choses ; certaines cases sont encore vides, elles pourront être remplies ultérieurement, si l'on vient à trouver des espèces nouvelles. Certaines espèces ne sont peut-être pas à leur place, on pourra les changer, quand on les connaîtra mieux.

D'autres espèces disparaîtront peut-être sous l'influence d'études ultérieures. Nous espérons toutefois que les grandes lignes de notre classification seront peu modifiées ; ce n'est pas seulement parce que nous les trouvons rationnelles, nous pourrions nous faire des illusions à cet égard ; mais c'est parce que nous les voyons s'adapter également bien aux affections des muqueuses similaires ou voisines, au larynx comme au pharynx, à la bouche comme aux fosses nasales ou aux bronches. De plus, notre classification entre dans la nature même des maladies ; elle est féconde en applications thérapeutiques, car elle n'expose jamais à perdre de vue les causes générales, et nous permet ainsi de prévoir les récidives et de les prévenir. Les angines et les laryngites sont rarement locales ; et même parmi celles que nous avons classées sous ce titre, il en est peu, sauf le traumatisme et les irritants directs, pour lesquelles on ne pourrait faire intervenir des influences générales, telle que la prédisposition, et, pour les maladies chroniques, la diathèse. Les poisons chroniques se rapprochent singulièrement, dans leur mode d'action, des spécificités et des diathèses.

Quelqu'imparfait que puisse être notre cadre, nous le livrons pour ce qu'il est ; et nous avons foi dans les idées générales qui nous l'ont fait tracer. On a reproché souvent à l'étude des spécialités de restreindre l'intelligence médicale, d'enfermer celui qui s'y livre dans des limites étroites où il perd rapidement la notion de tout ce qui sort de son sujet de prédilection, et de lui faire oublier les lois générales de la pathologie. Nous nous sommes efforcé d'échapper à ce reproche, en prenant pour base ces idées mêmes de pathologie générale que l'on craindrait de nous voir méconnaître. A vous de juger, si en traçant un chapitre spécial de pathologie, nous avons réussi à rester dans les données d'une saine philosophie médicale.

QUATRIÈME LEÇON

Des laryngites catarrhales.

SOMMAIRE.— La laryngite catarrhale est le type commun des inflammations laryngées. — Anatomie de la muqueuse laryngée. — Laryngite catarrhale aiguë (lésions, symptômes, diagnostic, traitement). — Laryngite catarrhale chronique, (étiologie, lésions et aspect laryngoscopique). — Y a-t-il des ulcérations catarrhales simples? — Diagnostic d'avec les laryngites diathésiques. — Traitement.

Nous n'avons pas l'intention de faire un exposé dogmatique des maladies du pharynx et du larynx, ni de remplir colonnes par colonnes tous les cadres de la classification, dont nous avons tracé le tableau. Nos réunions étant avant tout des *conférences cliniques*, nous ne suivrons pas d'autre ordre que celui dans lequel se présenteront les cas soumis à notre observation. Les plus communs passeront donc les premiers.

Nous n'avons pas à vous parler des angines aiguës. Les pharyngites aiguës phlegmoneuses, les laryngites par irritants directs ont été bien décrites partout, et d'ailleurs l'emploi du laryngoscope serait trop douloureux pour être praticable dans ce genre d'affections.

Il n'y a également rien à dire à notre point de vue sur la pharyngite catarrhale aiguë ou sur l'amygdalite, bien étudiées avec le simple abaisse-langue.

Nous parlerons plus tard des angines catarrhales chroniques qui présentent beaucoup plus d'intérêt.

Mais nous rencontrons tout d'abord en abordant l'étude des laryngites catarrhales, un *type commun* de l'inflammation de la muqueuse de l'organe vocal, dont il importe de bien fixer les traits.

La laryngite catarrhale est certainement la plus fréquente des affections laryngées. Elle est, en effet, l'accompagnement obligé de toutes les autres, le modèle auquel les autres empruntent leur physionomie générale par cela seul qu'elles se développent sur un même tissu anatomique, la muqueuse laryngée. Cette laryngite simple laisse d'ailleurs peu de traces après la mort. Dans les cas où elle existe comme complication d'un autre état morbide, il est très-difficile de distinguer sur le cadavre ce qui est le fait de la laryngite catarrhale elle-même, et ce qui est le fait de l'affection plus grave qui a déterminé la mort; dans les cas où la laryngite existe seule, elle n'entraîne pas la mort. Cela nous montre que les descriptions qu'on en a données jusqu'à l'invention du laryngoscope ont été tracées plutôt d'une manière théorique que d'après nature. Toutefois les connaissances générales que nous possédions sur les inflammations des muqueuses avaient permis d'arriver à des notions à peu près exactes, auxquelles il faut avouer que le laryngoscope n'a fait qu'ajouter des détails plus précis.

Une connaissance approfondie de la constitution normale de la muqueuse laryngienne, et surtout, de celle des cordes vocales et des ventricules nous est pourtant indispensable pour l'explication de certaines particularités de la laryngite.

Plusieurs points de cette structure anatomique sont longtemps restés obscurs, malgré les travaux de Kölliker, de Luschka, etc. M. le Dr Coyne a récemment publié dans sa thèse inaugurale et dans les *Archives de physiologie* une étude fort intéressante sur la structure de la muqueuse laryngée, et c'est à ce travail récent que nous emprunterons la description sommaire que nous allons vous en donner.

Comme dans toutes les muqueuses, nous trouvons dans la membrane laryngée un derme muqueux, une couche épithéliale qui le recouvre et des glandules. Elle pourra donc devenir, comme la muqueuse bronchique par exemple, le siége d'une inflammation accompagnée de desquamation épithéliale et d'hypersécrétion glanduleuse, en un mot d'une inflammation catarrhale.

L'épithélium du larynx, comme celui des voies respiratoires en général, est un épithélium cylindrique à cils vibratiles. Cependant, il présente en certains points des modifications importantes. Ainsi, au bord libre des cordes vocales inférieures, il devient pavimenteux sur une largeur d'environ 1 millimètre. Au-dessous de cette couche pavi-

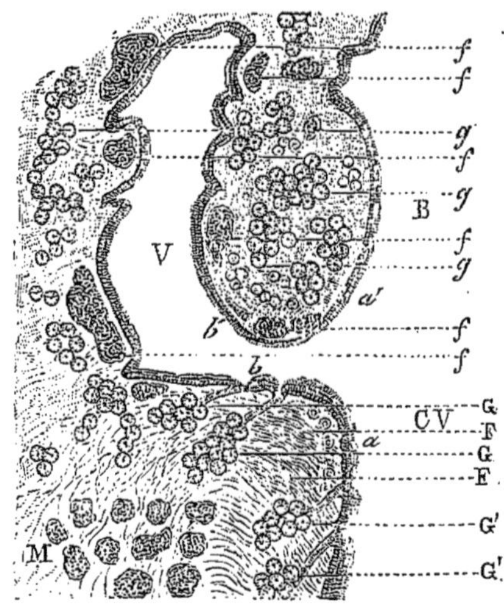

Fig. 7.

Structure de la muqueuse laryngée, d'après M. Coyne. Coupe verticale des cordes vocales et du ventricule laryngien.

B, *bande ventriculaire* ou corde vocale supérieure, ne contenant aucun élément fibreux ni contractile. — V, cavité du ventricule laryngien.

CV, corde vocale inférieure ou corde vocale vraie.

ab, zone d'épithélium pavimenteux au bord libre de la corde vocale vraie, correspondant à la couche des papilles.

a'b', même zone épithéliale au bord libre de la bande ventriculaire, mais sans papilles sous-jacentes.

fff, follicules clos dans la muqueuse du ventricule.

ggg, glandes en grappes au centre de la bande ventriculaire et dans la muqueuse du ventricule.

GG, groupe glandulaire de la face supérieure de la corde vocale.

G'G', — — de la face trachénle de la même corde vocale.

F, ligament fibro-élastique de la corde vocale.

M, fibres du muscle thyro-aryténoïdien.

menteuse, le derme est hérissé de papilles vasculaires et probablement nerveuses (*Fig. 7*). C'est également en ces points que l'on observe le plus souvent la desquamation épithéliale suivie ou non d'un travail ulcératif.

On observe une zone analogue d'épithélium pavimenteux sur les cordes vocales supérieures ou bandes ventriculaires.

Les glandules du larynx existent surtout à la face postérieure de l'épiglotte et au niveau du coussinet graisseux situé à la base de cet organe, où on les a décrites depuis longtemps. On les observe également en très-grand nombre dans l'épaisseur des cordes vocales supérieures à la structure desquelles elles prennent une part très-importante.

Aux cordes vocales inférieures, M. Coyne décrit deux groupes de glandes en grappe, venant s'ouvrir sur leur face supérieure. Le corps de la glande est placé entre le derme muqueux et les parties contractiles sous-jacentes; quant au conduit excréteur il se porte obliquement en haut et en dedans, de telle sorte qu'il vient s'ouvrir non loin du bord libre de la corde vocale sur lequel est déposé le produit de ces glandes. M. Coyne décrit en outre deux groupes glandulaires analogues sur la face inférieure de la corde vocale. La disposition de ces glandes peut nous expliquer l'aspect *chassieux* que présentent les cordes vocales dans certaines laryngites chroniques.

Outre ces glandes en grappes, M. Coyne décrit dans le larynx des *follicules clos* sans conduits excréteurs : on en trouve tout autour du ventricule de Morgagni. Mais les cordes vocales inférieures en sont tout-à-fait dépourvue. Peut-être ces follicules clos sont-ils le point de départ des ulcérations laryngées de la fièvre typhoïde et de la phthisie.

Nous allons voir dans quelle mesure les notions précédentes peuvent servir à expliquer ce que montre le laryngoscope. Commençons par la laryngite catarrhale aiguë :

A. Laryngite catarrhale aiguë. — Les trois caractères principaux que présente au laryngoscope la muqueuse laryngée dans la laryngite catarrhale sont la rougeur, la desquamation épithéliale, et l'épaississement des parties intéressées. Ces parties sont par ordre de fréquence : les replis aryténo-épiglottiques, l'infundibulum laryngien, la face postérieure de l'épiglotte et les cordes vocales. C'est l'ordre indiqué par MM. Peter et Krishaber : je ne vois aucune raison de le changer. La rougeur de l'infundibulum laryngien et de la face postérieure de l'épiglotte est souvent un peu sombre. Il ne faut du reste pas oublier que la coloration de l'épiglotte est normalement plus foncée que celle des parties voisines. C'est même là une cause d'erreur, dont il faut se défier : sans quoi l'on s'exposerait à croire l'épiglotte enflammée, alors qu'elle est parfaitement saine.

Les cordes vocales présentent ordinairement une coloration uniforme, variant depuis la teinte rose pâle, jusqu'au rouge foncé, sur le fond de laquelle on distingue souvent de fines arborisations vasculaires disposées en général suivant l'axe longitudinal des cordes vocales. Quand l'inflammation est très-intense, il peut se produire de petites taches ecchymotiques le long des vaisseaux ou dans l'épaisseur du tissu.

La muqueuse perd en même temps son aspect poli et humide. Les cordes vocales prennent un aspect terne et desséché. Ces modications sont dues à l'exagération de la prolifération épithéliale, et à la desquamation légère qui se produit à la surface de la muqueuse.

Enfin, l'épaississement des cordes vocales entraîne leur changement de forme; elles n'apparaissent plus comme deux rubans aplatis, mais comme deux cordes cylindriques juxtaposées.

Les cordes vocales supérieures peuvent être prises à leur tour. Elles contiennent, comme nous l'avons dit tout-à-l'heure, un grand nombre de glandules, et sont formées d'un tissu très-lâche. Aussi leur gonflement peut-il être considérable, et masquer la vue des cordes vocales inférieures. Toutefois, avec quelques tâtonnements, on peut arriver ordinairement à voir les cordes vocales inférieures, restées plus ou moins blanches, apparaissant derrière les cordes vocales supérieures; mais on ne voit plus que leurs bords, et l'image rappelle celle d'une tenture formée de deux paires de rideaux superposées, les rideaux rouges placés les premiers ne laissant apercevoir que la frange des rideaux blancs. Au premier abord un observateur inexpérimenté pourrait prendre les cordes vocales supérieures, ainsi augmentées de volume, pour les cordes vocales inférieures malades : mais en faisant faire au malade de larges inspirations, on peut facilement apercevoir le bord des vraies cordes vocales.

Symptômes. — La voix devient rauque, enrouée, en raison de l'épaississement croissant des cordes vocales. Elle prend un timbre plus grave; et si le malade veut chanter, il se produit des couac, dus à la tension imparfaite des cordes vocales. Quelquefois, mais rarement, il y a une véritable aphonie.

La douleur est très-peu vive : c'est un picotement, un chatouillement plutôt qu'une véritable douleur. Cette sensation a lieu surtout quand le malade inspire un air froid ou chargé de vapeurs irritantes. La douleur est beaucoup plus vive lorsque la laryngite est la conséquence d'une brûlure du larynx ou de l'ingestion d'une substance caustique, mais ces laryngites suraiguës ne sont pas des laryngites catarrhales.

La toux de la laryngite est brève, quinteuse; quelquefois même elle consiste en une série d'expirations bruyantes suivie d'une reprise comme dans la coqueluche. Ce caractère spasmodique de la toux se rencontre aussi dans la laryngite striduleuse, dans la rougeole, dans la grippe. Or, il y a dans le larynx un point particulièrement plus sensible et donnant naissance à des phénomènes prononcés de sensibilité réflexe; ce point est la commissure interaryténoïdienne. Le larynx, contrairement à l'opinion commune, présente une assez grande tolérance pour tous les attouchements que l'on y exerce même avec des substances caustiques, lorsqu'on ne touche que la partie antérieure des cordes vocales ou de l'infundibulum laryngien; mais si l'on vient à toucher la commissure interaryténoïdienne, surtout à un niveau un peu bas vers la face postérieure de la trachée, aussitôt éclate une toux quinteuse, suivie d'une inspiration bruyante, analogue à celle de la coqueluche et accompagnée d'un sentiment de dyspnée très-pénible pour le malade, et qui rappelle ce qui se passe chez les personnes qui *avalent de travers*, ou qui sont atteintes des laryngites spasmodiques que nous venons de mentionner. Il serait intéressant de rechercher si l'anatomie pathologique de la coqueluche ne revèlerait pas une lésion quelconque de ce point spécial. Mais les malades ne meurent guère que des complications de la coqueluche : de sorte qu'il est alors fort difficile de faire la part de ce qui appartient à la maladie première. — Il serait également bon de voir si l'on ne parviendrait pas à modifier avantageusement la coqueluche, et les toux quinteuses en général, en cautérisant directement la commissure inter-aryténoïdienne. Quelques succès obtenus par le Dr E. Watson (de Glascow) (*Monthly Journal*, 1849), au moyen des cautérisations du larynx, feraient penser que ce moyen pourrait être efficace, si toutefois il était possible d'appliquer le laryngoscope chez des enfants atteints d'une maladie aussi spasmodique que la coqueluche.

L'expectoration est peu abondante dans la laryngite aiguë si ce n'est lorsqu'elle s'accompagne de bronchite, mais c'est surtout dans la seconde période, ou période de coction. On a noté alors, comme venant particulièrement des ventricules laryngés, des crachats visqueux, pelotonnés, fusiformes et d'un gris perlé.

La déglutition n'est pas généralement gênée dans la laryngite simple, à moins d'une inflammation très-vive siégeant sur l'épiglotte ou sur les éminences aryténoïdiennes.

MM. Peter et Krishaber, dans leur remarquable article du *Dictionnaire Encyclopédique*, parlent d'un symptôme particulier, qu'ils désignent sous le nom d'*asynergie vocale*, trouble de la phonation produit par une paralysie des muscles du larynx sous l'influence de l'inflammation de voisinage. Je n'ai pas de raison pour repousser cette interprétation qui me paraît très-rationnelle, sans être très-bien démontrée.

La laryngite aiguë catarrhale simple ne s'accompagne

pas ordinairement de réaction générale cependant chez les
enfants et les personnes très-nerveuses, on constate parfois
un léger mouvement fébrile.

Marche. — *Durée.* — La durée de cette affection est
généralement courte ; d'après MM. Peter et Krishaber, elle
est de dix à quatorze jours. Elle se termine souvent par un
catarrhe plus ou moins long, qui peut durer quelques semai-
nes, et qui se propage souvent à la trachée et aux bronches. Enfin dans certains cas, les symptômes perdent de
leur acuité, mais l'enrouement persiste, et la maladie passe
à l'état chronique.

Diagnostic. — Les principaux signes qui permettent de
reconnaître la laryngite catarrhale, sont la toux et les altérations de la voix. Il peut être difficile quelquefois de savoir
si les altérations de la phonation que l'on observe tiennent
à une laryngite, ou sont d'origine purement nerveuse, comme cela a lieu dans l'asynergie vocale des gens affaiblis ou
dans les paralysies des cordes vocales chez les hystériques.
L'examen laryngoscopique lèvera tous les doutes, puisque,
dans ces derniers cas les cordes vocales ont conservé leur
couleur blanc nacré, mais ne peuvent s'affronter exactement pour la phonation.

L'œdème de la glotte et le croup se distinguent de la
laryngite simple par l'état fébrile, par l'intensité de la dyspnée, par l'inspiration sifflante, le tirage et les autres
signes trop connus pour qu'il soit nécessaire d'y insister.

Le caractère particulier de la toux fera reconnaître facilement la coqueluche. Cependant au début, le diagnostic peut
être un peu plus difficile, parce que la quinte suivie d'une
reprise sifflante n'est pas aussi marquée qu'elle le sera
plus tard.

Enfin la laryngite striduleuse se reconnaît à un spasme
violent, débutant brusquement la nuit sans prodrôme de
fièvre. La laryngite striduleuse n'est d'ailleurs qu'une laryngite catarrhale qui devient le point de départ d'un état
spasmodique plus ou moins intense.

Quand nous aurons étudié les laryngites diathésiques, nous verrons à quels signes il est possible de les reconnaître. Disons dès maintenant que la considération de l'état général du sujet présentera, en pareil cas, la plus grande importance.

Pronostic. — La laryngite catarrhale simple est une affection essentiellement bénigne. — Elle ne présente quelque gravité que chez les orateurs, les chanteurs dont elle peut entraver la profession. Si les malades persistent à abuser de la parole ou du chant, il se produit des récidives fréquentes qui peuvent aboutir à l'état chronique.

Étiologie. — Le froid, et surtout le froid humide, est la cause la plus fréquente de la laryngite catarrhale : la laryngite peut alors éclater d'emblée, ou provenir de l'extension d'un coryza ou d'une bronchite. L'inspiration d'un air chaud et confiné, ou des vapeurs irritantes peuvent produire un résultat semblable : il faut éviter aussi les écarts de régime, les excès de boissons, et, en vertu de la connexion très-réelle qui existe entre les organes génitaux et le larynx, les excès vénériens. Il est très important pour les chanteurs, les orateurs, etc., d'éviter tout abus de ce genre.

Traitement. — Il est fort simple : le repos de l'organe malade, quelques boissons émollientes (espèces pectorales, sirop d'érysimum composé, etc.,) quelques révulsifs externes (pédiluves, bains de vapeur), sont ordinairement suffisants. Quant au traitement direct, consistant dans des applications topiques sur le larynx, il est le plus souvent inutile.

B. Laryngite catarrhale chronique. Étiologie. — La laryngite catarrhale chronique succède souvent à la précédente et reconnaît la plupart des causes qui produisent la laryngite aiguë, lorsque l'action de ces causes se répète souvent où se prolonge trop longtemps. Elle est plus fréquente chez l'homme que chez la femme en raison des

habitudes alcooliques et de l'abus du tabac que l'on observe si fréquemment chez le premier. Mais le tabac et l'alcool
donnent surtout lieu à des angines spéciales, que nous re-
trouverons dans l'histoire de l'angine glanduleuse. —
Quelquefois la laryngite catarrhale est chronique d'emblée,
mais alors elle reconnaît le plus souvent une cause diathésique.

Lésions et aspect laryngoscopique. — L'inflammation
est moins généralisée que dans les cas aigus ; elle est
localisée en certains points, au-delà desquels elle ne s'étend
guère pendant toute la durée de la maladie. — Ces points
sont, par ordre de fréquence, selon MM. Peter et Krishaber : 1° La face postérieure de l'épiglotte, localisation facilement explicable, si l'on songe aux glandes nombreuses
qui siégent en ce point, ainsi qu'au niveau du coussinet
graisseux. 2° Les replis aryténo-épiglottiques et les éminences aryténoïdiennes. La face antérieure de l'épiglotte
est plus rarement prise. 3° L'infundibulum laryngien, et les
bandes ventriculaires (cordes vocales supérieures), sont
souvent rougis, plus ou moins gonflés et comme hyper-
trophiés : C'est surtout dans la laryngite chronique
qu'elles produisent l'aspect des doubles rideaux que nous
avons décrit tout à l'heure (*Fig. 8, 1*). Enfin : 4° Les cordes
vocales elles-mêmes peuvent être atteintes, et c'est là que
nous rencontrons les lésions les plus intéressantes.

Les cordes vocales sont d'un rouge plus ou moins foncé,
briqueté, quelquefois violacé ou plus ou moins grisâtres,
mais toujours la rougeur domine. C'est surtout dans les
cas chroniques que l'on observe les arborisations formées
par de petits vaisseaux variqueux, tantôt longitudinaux
(*Fig. 8, 2, a*), tantôt en grappes élégantes, tantôt présentant
de petits nodules entourés d'une auréole de petits vaisseaux
qui viennent s'y réunir : cette disposition ressemble assez
exactement à ce que l'on voit dans la conjonctivite pustuleuse (*Ibid., b*). Souvent une des deux cordes vocales est
rouge, tandis que l'autre conserve sa blancheur (*Fig. 8, 4*).
D'autres fois la rougeur est plus limitée : c'est une simple
bande rouge, ou comme un très-léger coup de pin-

ceau trempé dans du carmin (*Fig. 8, 5*). Cela s'observe
surtout au voisinage des commissures antérieure et postérieure dans certains cas de laryngite chronique avec

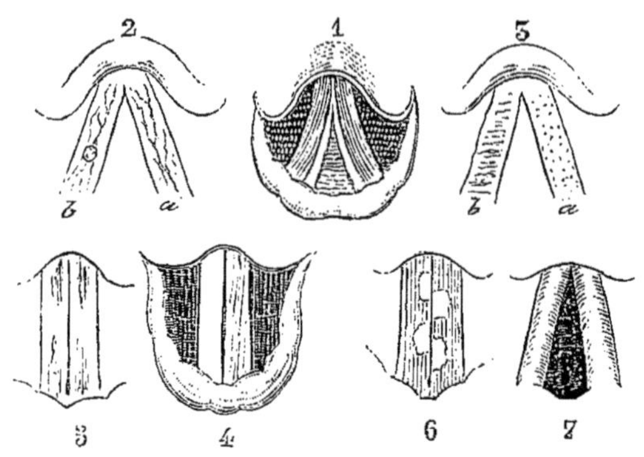

Fig. 8.
Aspects divers des cordes vocales dans la laryngite chronique.
1, doubles rideaux.— *2, a,* arborisations vasculaires.— *b,* idem, avec nodule papuleux.
3, a, rougeur en piqueté. — *b,* stries transversales, aspect éraillé.
4, corde voc. droite rouge; corde voc. gauche blanche.
5, coups de pinceau, près des commissures.
6, desquamation par plaques opaques.
7, aspect bombé ou cylindrique.

enrouement assez rebelle. — Cette localisation serait facilement explicable si l'on trouvait en ces points des groupes
glandulaires plus abondants qu'au milieu de la corde vocale; mais M. Coyne ne décrit point d'agglomération glanduleuse particulière à la partie postérieure, ni à la partie
antérieure des cordes vocales. Peut-être n'a-t-il pas suffisamment fixé son attention sur ce point, et en repre-
nant cette partie de l'étude anatomique du larynx, peut-
être trouverait-il l'explication de ce fait qui est d'une
observation clinique journalière. D'ailleurs on peut l'expliquer en remarquant que la commissure antérieure et
la commissure postérieure forment des replis où s'arrêtent
plus longtemps les crachats et les mucosités, et le contact
prolongé de celles-ci peut être une cause particulière d'irritation pour la muqueuse.

Quelquefois la rougeur est disposée en forme de piqueté
fin, ou en stries transversales, perpendiculaire à l'axe général de la corde vocale. La rougeur semble alors s'ac-

compagner d'une sorte d'éraillure de la muqueuse, comme si la corde vocale avait été plus ou moins tiraillée ou comme si on l'avait frottée avec un linge rude. Il en résulte que l'aspect des cordes vocales est moins lisse, moins humide, et qu'elles paraissent desséchées. Dans certains cas il se produit une forme particulière de desquamation : On voit apparaître çà et là, sur le bord libre des cordes vocales, des plaques d'un blanc opaque, analogues à celles qui se forment sur des dents dont l'émail commence à s'altérer. Les plaques ne se correspondent pas d'un côté à l'autre et sont irrégulièrement disséminées. On les rencontre surtout dans la zone où l'épithélium cylindrique a fait place à l'épithélium pavimenteux et où ce revêtement épithélial repose sur une couche de papilles, c'est-à-dire dans la zone la plus rapprochée du bord libre des cordes vocales.

La desquamation épithéliale de la muqueuse laryngienne peut-elle être suivie d'une ulcération véritable? Existe-t-il des ulcérations catarrhales simples? Plusieurs auteurs l'ont admis, mais le fait nous paraît au moins douteux. Les ulcérations que l'on observe sur le cadavre, nous ont toujours paru liées à des maladies plus graves que la laryngite catarrhale simple, et celles que l'on observe au laryngoscope sur le vivant, nous ont paru ordinairement être le résultat d'un état diathésique (phthisie, scrofule, syphilis, herpétisme) qui devient bientôt manifeste, si l'on peut suivre le malade pendant quelques mois ou quelques années.

Le gonflement des cordes vocales est plus constant que dans la laryngite aiguë, et lui donne cette forme bombée, cylindrique, que nous avons décrite plus haut. Le gonflement est beaucoup plus prononcé dans le vestibule du larynx, sur les aryténoïdes et sur l'épiglotte que partout ailleurs, en raison de la vascularisation plus considérable de toutes ces parties.

L'expectoration se compose de crachats épais, visqueux, paraissant venir le plus souvent des ventricules. Ils produisent souvent un enrouement plus ou moins tenace, qui gêne beaucoup dans l'exercice du chant, et que les artistes désignent sous le nom de *chat* (c'est sans doute un euphémisme pour crachat).

La toux est moins fréquente, moins quinteuse que dans la laryngite aiguë. Il n'y a pas d'aphonie, mais plutôt de la raucité et de l'enrouement. Quant aux symptômes généraux, ils manquent constamment.

Marche. — Cette forme de laryngite est souvent d'une durée fort longue. — Quant au pronostic, il n'est grave que pour les chanteurs ou les orateurs, que cette maladie entrave dans l'exercice de leur profession.

Diagnostic. — Le point important à déterminer, c'est de savoir si l'on a affaire à une laryngite simple ou à une affection de cause diathésique. Le diagnostic n'est pas toujours facile et devra toujours s'appuyer sur l'absence des signes généraux des principales diathèses. A ne considérer que le larynx, on peut dire d'une manière générale que la laryngite a d'autant plus de chances d'être *simple* ou *primitive*, qu'elle est *plus généralisée, plus diffuse* et *la rougeur plus uniforme*. Au contraire, dans les laryngites diathésiques, la rougeur est isolée en des points variables, selon les différentes variétés de taches, de plaques, de stries ou d'arborisations que nous avons décrites ci-dessus, et les parties de la muqueuse placées entre les points atteints sont à peu près saines. Le siége ou la forme de ces localisations paraît être assez constant pour chaque diathèse, et il est permis d'espérer qu'un jour la considération de ces diverses localisations permettra de reconnaître sous l'influence de quel état général se développe chaque forme de laryngite.

Traitement. — Une hygiène bien appropriée est absolument nécessaire pour la guérison des laryngites chroniques, surtout si l'on veut prévenir les récidives. Le malade devra s'astreindre au repos, éviter tout effort dans l'exercice de la parole et s'interdire absolument l'usage du tabac, sous quelque forme que ce soit, et des liqueurs alcooliques. Les climats chauds exercent une influence très-salutaire sur la guérison complète. Les précautions hygiéniques trouveront un adjuvant utile dans l'emploi de quelques balsamiques : du goudron, du baume de Tolu, de l'Eucalyptus ; les eaux sulfureuses en boissons, et bains, sont doublement utiles par leur action spéciale sur les muqueuses respiratoires, par la stimulation substitutive qu'elles impriment aux fonctions de la peau, et par leur action générale tonique. Quelquefois, pourtant elles produisent une action trop excitante que l'on doit modérer ; cela est vrai, surtout des eaux sulfureuses *accidentelles*, de celles qui sont surtout minéralisées par du gaz sulfhydrique et non par du sulfure de sodium. A ce point de vue, les eaux des Pyrénées sont infiniment supérieures à toutes les autres. A défaut de soufre, on pourra employer les bains de vapeur plus ou moins aromatisés; enfin l'hydrothérapie, sagement et prudemment appliquée, pourra rendre quelques services.

Comme traitement local, on a conseillé les gargarismes émollients ou astringents. Mais il faut bien reconnaître que jamais les gargarismes ne pénètrent jusqu'au larynx. Ils peuvent rendre néanmoins quelques services en modifiant l'inflammation des parties voisines et faciliter ainsi la résolution de la laryngite elle-même.

L'emploi des liquides pulvérisés présente parfois de sérieux inconvénients. Certainement des pulvérisations bien faites dans des établissements thermaux bien installés, avec des étuves chauffées par des quantités considérables d'eau minérale ou de vapeur, peuvent produire de bons effets. Mais tous ces pulvérisateurs que l'on a mis à la mode, dont le malade se sert chez lui, et qu'il fait fonctionner lui-même, ne sont que des joujoux inutiles et peut-être dangereux. En effet, les liquides pulvérisés de cette façon sont le plus souvent froids ; ils subissent souvent des décompositions chimiques plus ou moins complètes au contact des parties métalliques de ces instruments toujours assez mal tenus. Quand on veut appliquer un topique sur le larynx, il faut le porter directement, et autant que possible exclusivement sur le point lésé. Or, c'est ce que l'on ne peut obtenir avec des pulvérisateurs qui lancent le liquide non-seulement dans le larynx, mais sur toutes les parties voisines.

Les insufflations de poudres dans les voies aériennes présentent encore plus d'inconvénients. Ces poudres projetées sur des organes si sensibles sont de véritables corps étranges, qui paraissent bien plus propres à entretenir l'inflammation qu'à la guérir.

Le traitement local direct présente, au contraire, de très-grands avantages : il consiste à porter différents topiques sur les points malades au moyen de l'éponge laryngienne. Les substances que l'on emploie le plus souvent sont : le nitrate d'argent, le sulfate de cuivre, le chlorure de zinc, etc. Le nitrate d'argent est le plus usité, il suffit pour le catarrhe simple. La solution de chlorure de zinc à dose modérée au 100e ou au 50e donne de très-bons résultats dans le cas d'ulcérations. En effet, le chlorure de zinc n'a d'action que sur les parties ulcérées ou éraillées, laissant parfaitement intactes celles qui sont encore recouvertes de leur épithélium. C'est un fait facile à constater lorsque l'on cautérise le col de l'utérus avec cette solution. Ce topique a aussi le grand avantage d'être incolore, de ne laisser aucune tache sur le linge, ou sur les doigts, et de ne pas produire d'eschares blanches sur les muqueuses comme fait le nitrate d'argent. Son action est un peu plus énergique et plus profonde que celle de ce dernier sel.

On retire aussi parfois quelques avantages d'attouchements avec le laudanum, ou toute autre solution opiacée quand il y a de la douleur.

La laryngite catarrhale simple ne réclame jamais des émissions sanguines locales ; il faut surtout s'abstenir des sangsues qui, à la région cervicale, déterminent des hémorrhagies très-abondantes. Dans les cas d'inflammation intense on peut appliquer quelques révulsifs au-devant du cou (teinture d'iode, huile de croton). Nous employons assez volontiers le vésicatoire placé, non pas sur le cou, mais sur la fourchette du sternum ; l'action sur le larynx est la même, et l'on évite les désagréments de l'application sur une partie aussi sensible et aussi mobile que le cou. Nous préférons de beaucoup le vésicatoire aux emplâtres de thapsia, dont on fait un tel abus, et qui déterminent chez les herpétiques et chez les gens nerveux des cuissons et une agitation intolérables.

On a aussi conseillé quelquefois les révulsifs sur les membres inférieurs ou sur l'intestin, mais cette action éloignée n'est nécessaire que dans les cas assez rares où il y a une réaction générale fébrile.

Angine glanduleuse ou folliculeuse. — Acné du pharynx.

SOMMAIRE. — Maladie chronique d'emblée. — Description des glandules du pharynx. — Existe-t-il une laryngite glanduleuse ? — Analogie avec l'acné cutanée. — Forme chagrinée, ou granuleuse. — Symptômes et aspect. — Acné du pharynx de M. Lasègue. — Marche, étiologie. — Diagnostic. — Angine alcoolique. — Angine des fumeurs. — Traitement. — Nature réelle de la maladie, et ses rapports avec les diathèses.

Messieurs,

L'angine glanduleuse ou folliculeuse, dont nous abordons l'étude, est une affection intermédiaire aux angines purement locales, que j'ai décrites dans la précédente leçon, et aux angines diathésiques beaucoup plus importantes, dont je vous entretiendrai plus tard. En effet, l'angine glanduleuse se développe le plus souvent sous l'influence d'irritations locales : mais l'action de ces dernières est puissamment secondée, préparée par divers états généraux.

L'angine glanduleuse est une affection essentiellement chronique : elle n'est pas précédée d'un état aigu, aussi MM. Peter et Krishaber désignent-ils la laryngite glanduleuse sous le nom de *laryngite chronique d'emblée*.

Cette maladie consiste dans l'inflammation et l'hypertrophie des follicules muqueux de la gorge. De nombreuses glandes en grappe, soit isolées, soit disposées par groupes, existent dans tout le pharynx. On trouve en outre des follicules clos, en assez grand nombre dans la partie supérieure du pharynx, surtout au pourtour de l'orifice interne de la trompe d'Eustache (Kölliker).

L'inflammation glanduleuse siége souvent sur la face antérieure du voile du palais. Les granulations apparaissent

alors comme un semis très-fin à la surface de la muqueuse
et non comme de grosses glandules isolées. Au contraire,
sur la luette, on observe quelques grosses saillies, qui peuvent déformer cet organe et y représentent parfois par leurs
bosselures des espèces de stalactites. Cette hypertrophie
s'accompagne en même temps d'œdème et de procidence
plus ou moins considérable de la luette toute entière.

Il est très-probable qu'il existe aussi des granulations
glanduleuses sur la face supérieure du voile du palais ; mais
leur présence est beaucoup plus difficile à constater. — Les
malades accusent alors un sentiment très-pénible, qui leur
fait faire de fréquents mouvements de déglutition et de régurgitation. — Le rhinoscope permet de reconnaître une
rougeur plus ou moins sombre de la face supérieure du voile
du palais, sans qu'il nous ait été possible le plus souvent de
distinguer de véritables glandules. Cependant la structure
anatomique de la région rend leur existence très-probable.

L'hypertrophie glandulaire siége souvent et en grande
abondance sur la face postérieure du larynx, et je ne m'explique pas comment M. Lasègue a pu être amené à méconnaître ce fait très-réel.

Quelquefois, on observe un aspect particulier du bord supérieur de l'épiglotte qui semble épaissi, un peu bosselé,
et recouvert d'une espèce de chassie, semblable à celle que
l'on voit sur le bord palpébral dans les cas d'inflammation
chronique des glandes de Meibomius. Il est probable que
cette production n'est due qu'à l'hypérémie des glandes de
l'épiglotte.

Existe-t-il une véritable *laryngite glanduleuse*? La plupart des auteurs l'ont admis sans hésiter, et nous reconnaissons volontiers, d'une manière générale, que les éléments glanduleux du larynx sont susceptibles d'inflammation et d'hypertrophie ; mais si l'on veut trouver dans le
larynx même des saillies glanduleuses semblables à celles
du pharynx, le fait devient au moins contestable. On ne
trouve pas de saillies semblables dans les laryngites simples, à moins qu'on ne confonde avec elles, le bourgeon-
nement que l'on observe dans les phthisies laryngées, ou

la syphilis. Je crois qu'on a décrit la laryngite glanduleuse, plutôt d'après des vues théoriques que d'après des
faits observés et que souvent l'on a pris pour des laryngites glanduleuses des affections d'une nature très-différente.
Ce qui permettrait d'expliquer l'absence de la laryngite
glanduleuse, c'est que les glandules du larynx sont normalement beaucoup moins volumineuses que celles du pharynx. Il existe cependant sur la face postérieure de l'épiglotte et au niveau du coussinet graisseux des glandes fort
nombreuses, mais ce ne sont point là de véritables glandes en grappe, ce sont des glandes utriculaires. L'inflammation de ces utricules, dont nous admettons volontiers la
réalité, ne peut produire de saillies à la surface de la muqueuse, mais tout au plus un aspect *sablé* ou *chagriné*.

En revanche, on trouve de vraies glandes en grappes dans toute l'épaisseur des bandes ventriculaires.
On en trouve surtout dans les replis aryténo-épiglottiques:
ce sont les glandes de Morgagni, groupe glandulaire dont
les deux lobes embrassent les cartilages de Wrisberg. Et
cependant nous n'observons point de détermination spéciale
de l'angine glanduleuse en ce point, lorsque l'angine glanduleuse est simple, et dénuée de complications diathésiques.
Nous en dirons autant pour les cordes vocales. Les glandes
que nous décrivions dans notre dernière leçon, d'après
M. Coyne, ne paraissent pas hypertrophiées dans le catarrhe chronique. Quant aux saillies ou bourgeons charnus
que l'on observe, par exemple, au début de la phthisie laryngée, et que l'on a décrit souvent comme des angines glanduleuses, on n'a pas démontré histologiquement qu'elles fussent
constituées par des glandes hypertrophiées, et il s'agit peut-
être d'une prolifération morbide d'ordre différent.

L'angine glanduleuse a donc son siége principal dans le
pharynx, et c'est surtout sur la paroi postérieure de celui-
ci qu'il faut la chercher. Les saillies folliculeuses présentent là, par leur agglomération, des aspects assez différents,
soit la forme de grappes, soit la forme de chapelets dirigés
verticalement. D'autres fois ce sont des plaques plus ou
moins isolées qui soulèvent la muqueuse. — Ces petites

saillies arrondies, constituées par des glandes hypertrophiées, ne sont pas sans analogues dans l'économie : on en rencontre parfois de semblables pour les glandes de la peau, pour celles du sillon balano-préputial, ou pour celles des replis des petites lèvres chez la femme. Cet état a, en somme, de grandes analogies avec l'acné cutanée.

A cette première période d'hypertrophie peuvent succéder des phénomènes d'inflammation. Ainsi on peut distinguer quatre degrés dans l'angine glanduleuse :

1° Tuméfaction simple des glandules qui présentent une rougeur plus ou moins vive.

2° Dans un second degré la rougeur est plus livide et comme ardoisée. La tuméfaction est plus considérable.

3° Au sommet de chaque petite tumeur apparaît un point jaune, qui lui donne l'aspect d'une pustule d'acné. C'est la période de suppuration.

4° Enfin, au dernier degré, la pustule est remplacée par une érosion qui peut devenir une ulcération véritable. C'est à tort que cette abrasion de la petite pustule, déjà signalée par Green, a été niée par M. Lasègue : j'ai pu en constater souvent l'existence d'une façon très-nette.

Ces deux derniers degrés sont néanmoins beaucoup plus rares que les deux premiers, et souvent liés à des diathèses graves.

La muqueuse, placée entre les glandules malades, peut être à peu près saine ; mais, le plus souvent, elle est atteinte aussi d'inflammation chronique ; elle est alors le siége d'arborisations vasculaires ayant pour centre les glandes hypertrophiées autour desquelles rayonnent les petits vaisseaux.

Enfin, on observe parfois une forme particulière d'angine glanduleuse, caractérisée par un aspect chagriné de la muqueuse. — C'est alors une angine plutôt granuleuse que glanduleuse, constituée par de petites papules très-nombreuses, très-rouges, disséminées et faisant de très-légères saillies. La muqueuse toute entière est le siége de l'inflammation et ressemble à une peau de chagrin à gros grains. Elle est quelquefois humide, mais le plus souvent alors elle est assez sèche. — A quoi attribuer cette forme particulière? à une inflammation des cryptes muqueux, ou à une hypertrophie des papilles ? ou bien à une hypertrophie des follicules clos du pharynx ? ·

J'adopterais volontiers cette dernière manière de voir. M. Alphonse Guérin interprète de même l'aspect de la *vaginite granuleuse*, avec laquelle cette forme présente une analogie d'aspect tout à fait frappante. Toutefois l'étude histologique de ces deux maladies n'est pas encore faite.

Quant au larynx, une rougeur inflammatoire plus ou moins vive est le seul phénomène apparent. On n'y retrouve pas l'hypertrophie glandulaire que l'anatomie permettait d'y supposer. Cependant nous avons déjà parlé de l'aspect inégal, bosselé, chassieux, que présente parfois le bord supérieur de l'épiglotte. Cela est dû probablement à l'inflammation des glandules les plus élevées de cet organe. La face postérieure de l'épiglotte est aussi très-souvent rouge et d'un aspect chagriné. Les bandes ventriculaires sont souvent enflammées, épaissies. Cela tient probablement à l'inflammation des nombreuses glandes qu'elles renferment dans leur épaisseur. Mais il est cependant impossible d'y trouver les saillies analogues à celles que l'on distingue si bien sur le fond du pharynx.

Les glandes aryténoïdiennes de Morgagni, qui pourraient former une saillie appréciable en avant et en arrière du cartilage de Wrisberg, ne sont pas atteintes dans le catarrhe simple : elles paraissent, au contraire, l'être souvent dans les laryngites diathésiques.

Pour les cordes vocales, les glandes décrites par M. Coyne pourraient peut-être, par leur inflammation et leur hypertrophie, donner naissance à des papules saillantes. Mais ces papules ne s'observent pas souvent, si on ne confond pas avec des glandules hypertrophiées, les bourgeons charnus des laryngites ulcéreuses, de sorte que ces glandes paraissent en définitive hors de cause, tout au plus pourrait-on rattacher à l'inflammation de ces glandes, l'aspect papuleux, analogue à celui de la conjonctivite papuleuse, que présentent les cordes vocales dans certaines formes de laryngite. Mais l'anatomie pathologique, et surtout l'analyse microscopique de ces lésions n'a pas encore été faite avec précision.

Il semble donc que les descriptions que l'on a données jusqu'à présent de la laryngite glanduleuse sont plus ou moins théoriques et ne sont vérifiées ni par l'observation clinique, ni par les nécropsies.

Symptômes. — Les symptômes de l'angine glanduleuse sont souvent peu marqués : la maladie peut rester long-temps inaperçue du malade. Lorsqu'ils existent, on peut les distinguer en symptômes pharyngiens et symptômes laryngiens.

A. Symptômes pharyngiens. — Très-rarement la déglu-tition est gênée, et l'on n'observe jamais de véritable dyspha-gie. Le malade accuse une sensation de sécheresse dans la gorge. En même temps, il a une tendance à tousser légère-ment, à renâcler. Lorsqu'il existe de la *staphylite supé-rieure* (inflammation de la partie supérieure ou nasale du voile du palais), la sensation est encore plus désagréable ; quand elle est permanente, elle devient même tout à fait pé-nible. C'est une véritable douleur, ou plutôt un sentiment d'anxiété, qui pousse le malade à faire incessamment des mouvements de régurgitation; comme s'il voulait faire pas-ser dans la bouche les mucosités des fosses nasales.

B. Symptômes laryngiens. — Chose étrange! dans cette maladie qui ne siége guère que dans le pharynx, les symp-tômes laryngiens prédominent. Cela tient peut-être à une action réflexe du pharynx sur le larynx. Cela pourrait en-core être dû à une erreur d'interprétation du malade, qui rapporte au larynx des sensations ayant leur véritable point de départ dans le pharynx, erreur qui s'explique facilement par le voisinage des origines des nerfs pharyngés et des nerfs laryngés supérieurs.

Il existe souvent de la raucité de la voix, ou de l'enroue-ment, mais jamais de véritable aphonie. La toux est rare : ce n'est pas du reste une toux véritable : c'est un bruit particulier, assez bien représenté par la syllabe *hem* !

Aussi cette forme spéciale de toux a-t-elle fourni aux Anglais la dénomination de la maladie (Hemming).

L'expectoration est peu abondante, composée de petits crachats pelotonnés, grisâtres, venant probablement des ventricules.

Ces symptômes sont entretenus et exaspérés par l'exercice de la parole et par le chant. M. Lasègue pense que la parole est plus fatigante que le chant lui-même. Nous sommes disposés à accepter en partie cette manière de voir; en effet, dans le langage ordinaire, la succession rapide des syllabes nécessite une série d'articulations différentes, et des modifications spéciales de tout l'organe vocal ; tandis que dans le chant, les sons, plus régulièrement soutenus, donnent une succession d'efforts moins différents les uns des autres, de façon que le larynx ne passe pas si brusquement d'un état à un autre. En outre, dans le chant, on ménage des repos réguliers qui permettent à l'organe de se fatiguer moins vite; mais si cela est vrai du chant soutenu, cela cesserait de l'être, si on voulait l'appliquer aux exercices d'agilité, ou à la musique dramatique qui exige des efforts considérables. Dans ce cas, un malade atteint d'angine glanduleuse sera promptement hors d'état de continuer.

Il nous reste à décrire maintenant les formes particulières d'angines que M. Lasègue a désignées sous le nom d'angine acnéique. L'angine acnéique aurait d'après lui, son siége spécial sur l'amygdale, et dans la partie inférieure de la fossette sous-amygdalienne. J'admets plus volontiers la seconde localisation que la première; il se trouve là, surtout auprès de la langue, un véritable nid de glandules qui peuvent évidemment s'enflammer.

Quoi qu'il en soit, M. Lasègue décrit trois variétés principales d'angine acnéique.

1° L'acné simple caractérisée par des saillies rouges, qui peuvent suppurer et même s'ulcérer. Ces lésions s'accompagnent d'une sensation de chatouillement, qui provoque la toux et le *hem*. M. Lasègue en donne deux observations sans examen laryngoscopique. L'angine acnéique simple coïnciderait avec l'acné frontale.

2° L'acné pustuleuse siégerait surtout sur l'amygdale même. Deux ou trois glandes seulement sont prises à la fois. C'est en somme une inflammation des cryptes de l'amygdale avec hypersécrétion de matières caséeuses, et quelquefois enchâtonnement de calculs crétacés. Mais ce dernier cas appartient plutôt à la chirurgie.

3° La troisième forme est constituée par l'acné indurée, due au durcissement de l'exsudat glandulaire. L'élimination de ce produit sécrétoire serait suivie d'ulcérations qui, par leur réunion, rappelleraient l'aspect d'un gâteau d'abeilles.

Tout cela ne paraît pas parfaitement net, surtout au point de vue de l'étiologie, et le petit nombre d'observations que cite l'auteur montre qu'il s'est attaché à décrire des faits trop restreints, si l'on songe à la fréquence considérable de l'acné cutanée.

Pour moi, je pense que cette notion de l'acné de la gorge doit être plus généralisée et l'on peut dire que l'angine glanduleuse toute entière n'est que l'acné du pharynx. Ce n'est pas seulement dans la fosse sous-amygdalienne ou dans quelques concrétions des amygdales qu'il faut la chercher, c'est surtout sur la paroi postérieure du pharynx, sur la luette et sur le voile du palais. Enfin, n'oublions pas que les follicules qui entourent l'orifice pharyngien de la trompe d'Eustache peuvent aussi s'enflammer dans certains cas de catarrhe de la trompe. (V. von Trœlsch, *Traité des maladies de l'oreille*).

Marche. — L'angine glanduleuse est une maladie chronique. Elle peut présenter des exacerbations sous l'influence du passage brusque du chaud au froid et réciproquement.

L'usage du tabac augmente aussi l'acuité de la maladie. Il en est de même des boissons alcooliques. Enfin, il est probable que, lorsqu'elle est liée à un état diathésique, on peut observer des poussées aiguës survenant de temps en temps sous l'influence même de la maladie générale.

L'angine glanduleuse passe souvent inaperçue : souvent au contraire, elle est pour le malade une cause de préoccupations continuelles ; quelquefois même les sujets atteints de cette affection sont plus ou moins hypochondriaques. Nous ne pensons pas que l'angine glanduleuse soit suffisante pour amener l'hypochondrie : mais l'on peut admettre que les hypochondriaques viennent souvent nous entretenir de cette petite maladie, et s'en préoccupent beaucoup, parce que leur attention est vivement attirée par les sensations désagréables de l'angine glanduleuse, qui passeraient inaperçues pour beaucoup d'autres, et que leur imagination s'inquiète souvent plus d'une sensation agaçante que d'une souffrance véritable.

Étiologie. — Les causes locales de l'angine glanduleuse sont à peu près les mêmes que celles du catarrhe simple.

L'exercice de la parole, le chant, prennent place au premier rang des causes déterminantes. Nous avons vu tout-à-l'heure que l'action de la parole est peut-être plus active que celle du chant, aussi cette angine s'observe-t-elle plus souvent chez les orateurs et les crieurs publics que chez les chanteurs. L'alcool et le tabac ont une influence très-grande sur le développement de l'angine glanduleuse.

Différentes diathèses paraissent au moins favoriser la production de cette forme d'angine. C'est un fait qui a été surtout mis en lumière par M. Guéneau de Mussy. Ce médecin rattache surtout l'angine glanduleuse à l'herpétisme et la voit souvent coïncider avec l'acné du col utérin.

M. Mandl nie au contraire formellement l'action de cette diathèse, prétendant qu'elle est si commune que l'on pourrait l'invoquer pour la plupart des maladies. Il s'appuie surtout pour nier la nature diathésique de l'angine glanduleuse sur la grande influence qu'exercent sur elle les causes locales, et sur les promptes guérisons que l'on obtient sans recourir à un traitement général, tandis qu'on voit souvent échouer le traitement général anti-herpétique. L'action des causes locales n'est pas contestable, mais rien ne prouve que ces causes n'aient pas besoin, pour produire l'angine, d'agir sur un terrain déjà préparé par une diathèse. Quand M. Mandl traite l'herpétisme de diathèse banale, il ne distingue peut-être pas suffisamment ce que nos dermatologistes appellent l'herpétisme, d'avec tous les autres boutons que peuvent produire d'autres diathèses. D'ailleurs si le traitement local a une influence évidemment utile, prépondérante même si l'on veut, la fréquence des récidives d'angine glanduleuse après une amélioration passagère, parle plutôt en faveur de l'idée d'une cause générale. Pour moi, je crois que l'angine glanduleuse se lie ordinairement à une diathèse : mais je ne pense pas que cette diathèse soit toujours, ni même le plus ordinairement l'herpétisme. On sait d'ailleurs que pour M. Guéneau de Mussy l'herpétisme a des connexions étroites avec l'arthritisme dans lequel on observe aussi l'angine glanduleuse. Dans bon nombre de cas, on la rencontre également chez les tuberculeux et chez les scrofuleux. C'est, en somme, un élément commun à plusieurs diathèses différentes.

Diagnostic. — Il est très-facile de diagnostiquer une angine glanduleuse du catarrhe simple. Il suffit de voir l'hypertrophie des glandules sur le pharynx et l'abaisse-langue suffit pour cela. Mais ce n'est là qu'un demi-diagnostic, il faut encore déterminer à quelle diathèse doit être rapportée cette angine. C'est là un problème très-délicat, qui ne pourra guère être résolu qu'en considérant l'ensemble de la constitution du malade, car la diathèse se reconnaît surtout par ses traits généraux. Cependant il existe peut-être quelques caractères différentiels pour chaque forme d'angine glanduleuse, qui permettent de soupçonner à quelle diathèse elle se rattache. Nous reviendrons sur ce sujet, quand nous étudierons les angines diathésiques. Toutefois, je vais vous donner, dès maintenant, quelques indications qui résultent plutôt, je l'avoue, d'une impression générale, que d'une statistique appuyée sur des observations minutieuses.

Dans la scrofule, l'acné pharyngienne est plus invétérée, souvent ulcérée ; la muqueuse présente une surface mamelonnée, gauffrée, irrégulière, dont les saillies alternent avec des dépressions assez profondes.

Dans la tuberculose, les glandules de la paroi pharyngienne postérieure sont d'un rouge plus ou moins vif, se détachant sur un fond *pâle*, parcouru par de fines arborisations vasculaires. Mais les glandules n'arrivent à s'ulcérer que dans les périodes ultimes de la phthisie.

Les angines herpétiques ou arthritiques non compliquées présentent de petites granulations rouges, sur un fond rose vif, nuance générale accompagnée quelquefois d'un léger reflet opalin. Quand ces diathèses sont compliquées, les glandules sont souvent volumineuses, réunies en plaques ou en glomérules, mais la muqueuse qui leur sert de support paraît plane et d'une coloration assez foncée.

L'angine alcoolique est caractérisée par une rougeur vive des glandes pharyngiennes. La muqueuse est parcourue par de gros vaisseaux variqueux qui lui donnent une couleur livide ou violacée. D'autres fois, elle est à la fois sèche et chagrinée et l'aspect de l'angine rappelle tout-à-fait celui de la *vaginite granuleuse*. J'ai observé deux cas très-nets de cette variété, le premier chez un trompette de gendarmes, le second, j'ai le regret de le dire, chez un ecclésiastique que son caractère sacré n'empêchait pas de s'adonner aux liqueurs fortes.

Peut-être y aurait-il lieu de rattacher la forme variqueuse à l'alcoolisme par le vin, ou l'alcoolisme crapuleux, et la forme chagrinée à l'alcoolisme par les liqueurs. Tous ces malades ont plus ou moins d'aphonie, et cette altération particulière de la voix, qui constitue ce qu'on nomme vulgairement la voix de *rogomme*, l'alcoolisme déterminant un catarrhe chronique de la gorge, comme un catarrhe chronique de l'estomac.

L'angine du tabac a des caractères moins définis; chez les fumeurs, c'est une rougeur vive, due à la fois à l'action de la chaleur et à celle des principes irritants de la fumée. Il existe souvent en même temps un peu de stomatite, et notamment ces plaques blanches des commissures labiales qui ont été prises à tort pour des lésions syphilitiques.

Chez les priseurs, on aperçoit des grains de tabac dissé-

minés sur la face postérieure du pharynx, quelquefois jusqu'au larynx, et un peu de rougeur diffuse ou par plaques,
mais sans aspect bien caractéristique. De sorte, qu'on peut
demander s'il existe bien une angine nicotinique due à une
intoxication spéciale, ou s'il ne faut voir là que des faits
d'irritation locale? Toujours est-il que, cette irritation locale est incontestable, et est une cause incessante de récidives pour les angines chroniques.

Traitement. — Comme traitement local on peut employer
les cautérisations avec une solution faible de nitrate d'argent. Ce qui réussit mieux encore c'est de toucher chaque
glandule isolément avec la pointe d'un crayon de nitrate
d'argent. On évite ainsi d'intéresser les parties saines de la
muqueuse qui n'ont pas besoin d'être cautérisées. M. Libermann a recommandé les fumigations de chlorhydrate d'ammoniaque (déjà recommandée par Green), suivant un procédé qui consiste à faire respirer simultanément au malade
les gaz amenés de deux flacons, dans l'un desquels on
dégage de l'ammoniaque et dans l'autre de l'acide chlorhy-
drique; les gaz se rencontrent et se combinent en formant
d'épaisses vapeurs blanches. M. Libermann dit avoir beaucoup à se louer de cette méthode. Je me suis surtout bien
trouvé de l'emploi du gargarisme iodé dont voici la formule:

Iode métalloïde....	0,10 ou 0,25 ou 0,50
Iodure de potassium.	0,20 ou 0,50 ou 1 gr.
Sirop diacode......	30 gr.
Eau.............	250 gr.

On peut le donner tous les deux jours alternativement avec
un gargarisme composé de glycérine morphinée et de lait.
La glycérine morphinée est une solution au cinquantième ou
au vingt-cinquième. On en verse une cuillerée à café dans
un demi-verre de lait tiède. On répète ce gargarisme plusieurs fois par jour.

Comme médicaments internes, on peut employer le bromure de potassium, comme anesthésique spécial, diminuant
les sensations réflexes de l'arrière-gorge et le chlorate de
potasse, soit pris à l'intérieur en potion, soit en applications

topiques. M. Laborde a surtout insisté sur la nécessité d'employer ce médicament en applications topiques.

On sait que j'ai pour le chlorate des sentiments presque paternels, cependant j'avoue que je n'ai jamais obtenu de résultats bien nets de ce sel donné à l'intérieur, et en applications topiques ; l'iode paraît donner des résultats supérieurs.

Enfin, l'hygiène présente la plus grande importance. Le malade devra éviter les excès de parole et s'abstenir complétement de tabac et d'alcool. Les fumeurs ne guérissent jamais de l'angine glanduleuse, s'ils ne veulent pas renoncer à leurs habitudes. Il en est de même des alcooliques.

Quand on a déterminé sous l'influence de quel état général s'est développée l'angine, on traite la diathèse par les moyens appropriés, l'herpétisme par l'arsenic, l'arthritisme par les alcalins, la scrofule et la tuberculose par le soufre, l'arsenic, l'huile de foie de morue, etc.

Nature. — Avant de terminer cette leçon, je veux insister encore sur quelques points concernant la nature de la maladie que je viens de décrire. C'est évidemment une détermination qui appartient en commun à presque toutes les diathèses. Elle ne dépend d'aucune en particulier, mais la banalité de cette coïncidence, ne nous paraît cependant pas refuser toute influence aux causes générales sur la production de l'angine glanduleuse ; nous retrouvons ici l'application d'une loi que nous avons énoncée dans la leçon précédente : les angines *localisées*, ou disséminées, sont *plutôt diathésiques que les inflammations uniformes et générales*.

La comparaison de l'angine glanduleuse avec l'acné nous paraît aussi juste au point de vue de la pathologie générale que nous l'avons vue fondée pour la description locale. L'acné cutanée est, comme l'angine glanduleuse, un élément commun à presque toutes les diathèses, arthritisme, herpétisme, syphilis, scrofule, etc., et à un grand nombre d'états généraux, résultant soit d'irritation du tube digestif, soit d'excès vénériens, etc. Quelle que soit la localisation de la petite lésion cutanée, on ne songe pas à contester l'in-

fluence réelle qu'exercent sur son apparition les causes générales que nous venons d'énumérer, et dont elle est l'expression commune, sauf quelques variétés de siége, de forme,
que les dermatologistes admettent. Nous ne sommes pas encore aussi avancés pour l'angine glanduleuse que les dermatologistes le sont pour l'acné cutanée ; mais bientôt peut-
être trouverons-nous des caractères qui nous permettront de
déterminer chaque espèce d'angine comme ils déterminent
chaque variété de dermatose.

Peut-être aussi le résultat d'une étude plus approfondie
sera-t-il de rayer tout-à-fait l'angine glanduleuse du cadre
des angines pharyngées, comme nous avons rayé
l'œdème de la glotte du nombre des laryngites ; l'œdème est
un accident commun à la plupart des maladies chroniques
du larynx, il ne constitue pas une espèce. Peut-être en di-
rons-nous bientôt autant de l'inflammation des glandules
pharyngo-laryngées que l'on désigne sous le nom d'angine
glanduleuse ou folliculeuse (1).

---

(1) Voyez sur l'angine glanduleuse : Green, *A Treatise on Diseases of the
air Passages*, etc., New-York, 3ᵉ édition. — Gueneau de Mussy, *Traité de
l'angine glanduleuse*. Paris, 1857, Masson.

SIXIÈME ET SEPTIÈME LEÇONS

Syphilis pharyngo-laryngée.

Sommaire. — Les idées théoriques ont présidé plus que l'observation directe aux descriptions des auteurs. — Les accidents primaires ne vont pas jusqu'au larynx. — Syphilis secondaire et tertiaire. — Chez les nouveau-nés. — Chez l'adulte. — Elle procède par poussées successives, sans ordre chronologique déterminé, sans coïncidence fixe avec les manifestations cutanées. — Accidents de généralisation précoce ou tardive, — Érythème ou roséole de Cusco. — Plaques muqueuses. — Autres éruptions. — Symptômes divers, diagnostic. — Ulcérations syphilitiques, superficielles ou graves, déformations singulières. — Hypertrophie, gommes. — Rétrécissements du larynx et de la trachée. — Symptômes généraux. — Marche, durée, terminaison, traitement.

Messieurs,

L'étude de la syphilis pharyngo-laryngienne est encore assez incomplète ; on a décrit avec soin les éruptions syphilitiques de l'isthme du gosier, c'est-à-dire des régions qui peuvent être observées sans le secours du laryngoscope; mais la syphilis du larynx a été jusqu'à présent décrite d'une façon incomplète, ou peu conforme à la réalité des faits. Cela tient tout d'abord au petit nombre des renseignements fournis par l'anatomie pathologique. En effet, d'une part, les malades atteints de cette affection en meurent assez rarement, ou s'ils meurent aux dernières périodes de la cachexie, les lésions laryngées ont perdu à ce moment les caractères typiques qu'elles devraient présenter dans les premières périodes. Si l'on a quelquefois l'occasion de faire l'autopsie d'un sujet atteint de syphilis récente, qui a succombé à quelque accident étranger à cette maladie, il faut reconnaître que ces éruptions spécifiques, si nettement caractérisées pendant la vie, sont à peine reconnaissables *post mortem*. Par la cessation de la circulation, et par la stase cadavérique, les diverses colorations de la muqueuse s'éteignent, les parties tuméfiées s'affaissent, les ulcérations superficielles s'égalisent. Il en résulte que l'anatomie pathologique ne peut nous fournir de renseignements utiles que pour les périodes tertiaire et viscérale de la syphilis.

On était fondé à croire que le laryngoscope donnerait des résultats plus satisfaisants, et cependant la question n'a pas fait autant de progrès qu'on était en droit de l'espérer. C'est que la plupart des auteurs qui ont décrit la syphilis laryngée se sont laissé entraîner tout d'abord par des idées théoriques et systématiques, qui paraissent avoir obscurci quelquefois chez eux la netteté de l'observation ; un certain nombre même parlent encore comme s'ils n'avaient pas eu recours au seul moyen d'observation possible en pareil cas, c'est-à-dire au laryngoscope. C'est ainsi que l'on décrit encore les ulcérations siégeant dans le larynx avec tous les caractères habituels des syphilides cutanées, ou des ulcérations spécifiques des orifices naturels : on parle de leurs bords taillés à pic, de leur couleur cuivrée ou chair de jambon, sans songer combien ces lésions doivent être modifiées par la différence des tissus anatomiques et par les conditions d'humidité et de température constantes des milieux où elles se développent.

L'idée théorique qui a dominé toutes ces études a été le désir de retrouver sur les muqueuses internes des lésions identiques et parallèles à celles que l'on observait sur la peau et sur les muqueuses externes. Cette préoccupation de rechercher partout ces analogies semble avoir absorbé entièrement l'attention des auteurs les plus recommandables, tels que MM. Gerhardt et Roth, M. Rollet, M. Cusco et M. Dance, qui ont cherché à retrouver dans le larynx toutes les variétés des syphilides cutanées. Nous allons voir qu'il y a une bonne part d'illusions dans les distinctions qu'ils ont prétendu établir.

Une autre cause d'erreur résulte de la confusion possible entre les lésions d'origine syphilitique et celles qui dépendent de la scrofule et de la tuberculose. Cela est vrai, surtout pour les dernières périodes de ces affections, car, à ce degré très-avancé, les désordres produits dans le larynx par ces trois maladies présentent entre eux les plus grandes analogies. Aussi ne doit-on pas trop s'étonner de voir Trousseau et Belloc confondre sous la dénomination commune de phthisie laryngée des lésions fort différentes à leur origine, mais à peu près identiques en elles-mêmes si l'on ne considère que les accidents de la fin, et les reliquats laissés sur le cadavre. La distinction en est encore bien plus difficile lorsque les diathèses se combinent entre elles, ce qui est en réalité assez fréquent, car un tuberculeux ou un scrofuleux ne sont nullement indemnes vis-à-vis de la syphilis. Il est alors presque impossible de faire la part de ce qui appartient en propre à la syphilis et la part des diathèses qui l'accompagnent.

Pour nous, sans nous arrêter à critiquer toutes les opinions émises, nous dirons simplement ce que nous avons vu. Notre description sera, comme dit Montaigne, une œuvre de bonne foi. Ce sont sans doute mes opinions, et le résultat de ma pratique que vous venez ici me demander, plutôt que des notions extraites de livres où vous pourriez les trouver aussi bien que moi. Je compte donc vous les livrer en toute sincérité, prêt à retirer aussi franchement à l'avenir celles que des travaux ultérieurs démontreraient erronées. Les idées que je vais exprimer ne sont pas d'ailleurs exclusivement les miennes. Elles sont partagées par des observateurs très-compétents, par mes collègues, les docteurs Alfred Fournier et S. Duplay. Elles ont été aussi exposées il y a quelques années dans la thèse inaugurale de l'un de mes anciens internes, M. le docteur Ferras.

On distingue ordinairement les manifestations de la syphilis en accidents primaires, secondaires, tertiaires et viscéraux. Nous nous conformerons d'une manière générale à ces divisions usuelles, tout en rappelant que pour les dernières périodes au moins, elles servent à marquer l'invasion des différents systèmes d'organes au point de vue anatomique plutôt qu'une succession régulière au poin de vue chronologique dans l'ordre d'apparition des accidents.

Accidents primaires. — L'accident primaire de la syphilis, le chancre induré se rencontre assez souvent dans la bouche, quelquefois à l'isthme du gosier : mais il ne va pas plus loin et on ne l'a jamais observé dans le larynx. Quant au chancre mou, on l'observe rarement dans la bouche ; on en a même nié l'existence dans cette région : mais elle est aujourd'hui incontestable. L'inoculation directe du chancre syphilitique à la bouche se produit dans des conditions diverses : soit par des baisers, soit par le contact de doigts contaminés que l'on a porté directement aux lèvres, soit par l'usage commun de vases de ménage ; les ouvriers verriers, en se passant rapidement l'un à l'autre les tubes qui leur servent à souffler le verre, se transmettent assez souvent des accidents syphilitiques ; enfin les rapports de nourrices à nourrissons sont une cause d'inoculation pour les unes comme pour les autres.

Mais l'inoculation par la bouche a le plus souvent sa source dans les accidents secondaires. On a longtemps nié la transmissibilité des accidents secondaires ; le doute n'est plus aujourd'hui possible, et M. Ricord lui-même qui avait longtemps refusé d'en admettre la réalité, s'est entièrement rattaché à cette opinion. M. Rollet pense que le résultat de l'inoculation des accidents secondaires est toujours un chancre et s'appuie notamment sur les faits de transmission de syphilis congénitale du nourrisson à la nourrice. L'école de l'hôpital Saint-Louis, croit au contraire que le premier accident ainsi transmis peut n'être qu'une érosion peu apparente, assez semblable à la plaque muqueuse et très-difficile à reconnaître. On en a cité des exemples bien authentiques, et nous en avons vu nous-mêmes un cas bien manifeste. Cela explique comment la syphilis passe si souvent inaperçue à son origine, comment des sujets qui n'ont aucune trace de chancre ni sur la bouche ni sur les organes génitaux, sont néanmoins atteints de syphilis constitutionnelle. C'est là sans doute la cause de tant de syphilis dont l'existence ou l'origine est absolument ignorée de ceux qui en sont porteurs. Contester d'une manière absolue la bonne foi des témoignages, invoquer toujours le chancre uréthral,

www.ingramcontent.com/pod-product-compliance
Ingram Content Group UK Ltd.
Pitfield, Milton Keynes, MK11 3LW, UK
UKHW021435090726
13657UKWH00003B/1093